物品と動作の呼称検査

An Object & Action Naming Test

その背景・特色と呼称セラピーのための評価

佐藤ひとみ 著

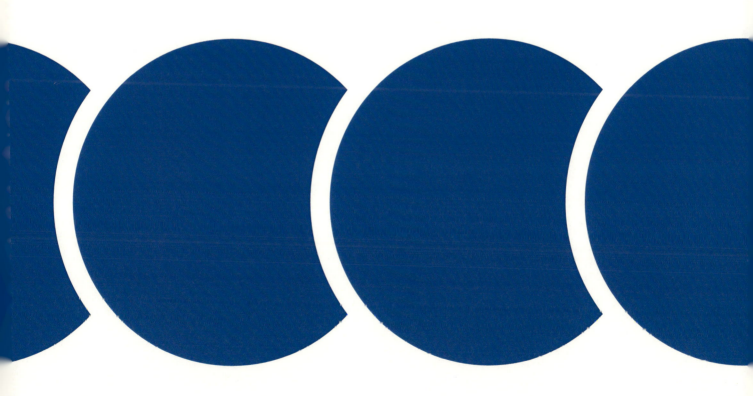

エスコアール

目次

はじめに ………………………………………………………………………………… 3

1. 検査の目的と特徴 …………………………………………………………………… 4

　1.1 本検査開発の背景 ……………………………………………………………… 4

　1.2 本検査開発の目的 ……………………………………………………………… 5

　1.3 本検査の特徴 …………………………………………………………………… 6

2. 本検査の刺激語 ……………………………………………………………………… 9

3. 本検査の実施方法と採点 / 評価方法 ……………………………………………… 12

　3.1 実施方法 ………………………………………………………………………… 12

　3.2 採点 / 評価方法 ………………………………………………………………… 14

4. 本検査の作成過程 …………………………………………………………………… 20

　4.1 刺激絵としての妥当性の検討 ………………………………………………… 20

　4.2 単語属性の検索 ………………………………………………………………… 20

　4.3 健常者調査のための対象語の選定と刺激絵の調整 ………………………… 21

　4.4 健常者調査 ……………………………………………………………………… 22

　4.5 検査語の決定 …………………………………………………………………… 26

　4.6 刺激絵の提示順決定と刺激絵の最終調整 …………………………………… 26

5. 本検査の妥当性と信頼性 …………………………………………………………… 28

6. 本検査の失語症患者への適用 ……………………………………………………… 30

　6.1 トライアングル・モデルの枠組みからみた呼称障害 ……………………… 30

　6.2 本検査の失語症患者への適用結果と解釈 …………………………………… 34

文献 ……………………………………………………………………………………… 39

添付資料 ………………………………………………………………………………… 45

はじめに

　わたしたちの世界は、「もの（物）」と「こと（行為、出来事）」からなる。「もの」と「こと」を表現する言葉を獲得することは言語を用いる基本である。ゆえに、脳損傷により言語機能障害をきたした場合、「もの」と「こと」の言葉をどの程度使用できるのかをみることは、言語機能評価の根幹をなす。この見地から「物品と動作の呼称検査」は、「物」と「行為」、それぞれを表す言葉の表出をみる道具として開発された。さらに呼称セラピーのために、「キューによる呼称評価」という観点と方法を提示した。

　「行為」の言葉は「物」の言葉に比べ、意味の範囲が広い、獲得するのに時間がかかる、言語による相違があり翻訳の安定性が低いなど、この二者に関する現象的相違が指摘され、それは意味ネットワークという表象レベルの違いに因るという考え方も出されている（Gentner, 1981）。そして脳血管障害による失語症患者で、「物」と「行為」の言葉の表出において二重解離現象が報告されてきた事実がある（Mätzig et al., 2009）。なぜ、特定の症例において「行為」より「物」の言葉が良好になるのか、あるいは「物」より「行為」の言葉が良好になるのかについては、様々な議論がある。刺激絵と刺激語を吟味した本検査が、この現象に関する実証的研究の糸口となれば幸いである。

　本検査を刊行するにあたっては多くの方々のお力を頂戴した。ここに記して心から感謝したい。手引書「物品と動作の呼称検査 An Object & Action Naming Test―その背景・特色と呼称セラピーのための評価―」執筆に際し、東京女子大学教授・川崎典子先生には言語学の立場から、東洋英和女子大学名誉教授・林文先生には、統計学的側面からご高閲をいただいた。特に川崎先生には、〈資料1〉「検査動詞と付録自動詞の言語学的分類」に関する貴重なご助言をはじめ多くのご教示を賜り「名詞と動詞の二重解離」について意見を交換することができたことは誠に幸いであった。勿論、本書の記述についての責任はすべて著者に帰することは言うまでもない。そして本検査作成にあたり、言語臨床を共にしている山崎菜奈氏、小田裕美子氏、深谷梨絵氏には、健常者調査の実施とデータ入力において、能勢淳子氏には資料の整理・確認についてご協力いただいた。本検査は、彼女らの惜しみない協力の賜物である。また、本検査の被験者となってくださった EI さん、SI さん、YI さん、YT さん、MU さん、皆様の検査結果を得ることができなければ、本検査の妥当性と信頼性を検討することは叶わなかった。最後に、本検査と手引書の出版にあたりご尽力いただいたエスコアール鈴木弘二氏、鈴木峰貴氏と根本満氏に、お礼を申し上げたい。

2017 年　秋桜が風にゆれる日に

佐藤 ひとみ

1. 検査の目的と特徴

1.1 本検査開発の背景

　失語症患者の呼称における名詞と動詞の二重解離現象（例えば、Caramazza & Hillis, 1991; Miozzo et al., 1994; Bird et al., 2000; Crepaldi et al., 2006; 小島ら, 1990; 奥平・物井, 2000; 滝沢ら, 2002; 久保田ら, 2005）[1] は、品詞に特異的な障害 word-class-specific impairment（Laine & Martin, 2006）に関する議論の中心[2]であり、これまで名詞の喚語が強く障害される患者よりも、動詞に強い産出障害を示す患者が多く報告されている。Mätzig et al.（2009）によれば、30% 以上の成績差を示した 63 名（27 論文）の内、動詞低下を示したのは 49 名、名詞低下は 14 名であった。名詞と動詞の二重解離現象は「品詞により脳の神経基盤が異なるのか？」という関心から注目され、神経心理学的研究だけでなく名詞と動詞の脳ネットワークに関する数多くの脳画像研究もなされてきた（例えば、Perani et al., 1999; Tatsumi et al., 1999; 横山・長田, 2000; Sörös et al., 2003; Tyler et al., 2001, 2004; Vigliocco, et al., 2006; Saccuman et al., 2006）。しかし、意味空間において行為を表す名詞 action-nouns の意味表象は、物品を表す名詞 object-nouns よりも行為を表す動詞 action-verbs に近いという検討結果（Vinson & Vigliocco, 2002）を踏まえると、名詞と動詞という品詞の違いによる解離ではなく、物品と行為という意味の相違がこの二重解離現象の背景にあるとみることもできる。

　脳損傷患者の物品呼称は、刺激語の単語属性（親密度、心像性、頻度、獲得年齢 Age of Acquisition:AoA、語長など）の影響を受ける（Nickels & Howard, 1994, 1995; Woollams et al., 2008; 佐藤ら, 2013a,b）。動作呼称の場合、心像性（Bird et al., 2000）、操作可能性 manipulability（Arévalo et al., 2007）、頻度と親密度（Kemmerer & Tranel, 2000）の影響が報告されている。一方、刺激絵の適切性も呼称反応に影響し、動作絵を用いる動作呼称では個人による表現の揺れもあるため、刺激絵を用いる呼称の評価には健常者の呼称反応を踏まえる必要がある。ところが、名詞と動詞の相違を検討した研究は、使われた刺激語の単語属性、そして健常者における名称一致 name agreement（健常者の呼称反応が目標語と同じかどうかを評定し百分率で表したものが指標に使われる）を明示していないものが多数含まれるという問題点があった。

　この点に鑑み Masterson & Druks（1998）は、健常者 40 名（男性 12 名、女性 28 名、平均年齢 34 歳［22〜48 歳］）を対象に、"Can you tell me what this is/ these are?"（これ / これらは何ですか？）の教示で物品呼称を、"Can you tell me what is happening here/ what he/she is doing?"（こ

1　動詞産出障害を示した失語症例は 1744 年、名詞産出障害を示した失語症例は 1745 年に、それぞれイタリアとスウェーデンの研究者によって報告されたのが最初である（Denes & Dalla Barba, 1998; Östberg, 2003）。理解障害を伴う名詞 / 動詞の産出障害（Daniele et al., 1994; Silveri & Di Betta 1997; McCarthy & Warrington, 1985）も報告されている。

2　Laine & Martin（2006）は、普通名詞 / 固有名詞と機能語 function word/ 内容語 content word の解離も、品詞に特異的な障害としてあげている。

こで何が起こっていますか？/ 彼あるいは彼女は何をしていますか？）の教示で動作呼称を実施し、名詞と動詞の名称一致率を調査した。そして、名称一致率が 93% 以上であった名詞と動詞の獲得年齢、親密度、頻度のそれぞれを一致させる方法 a pairwise basis で選択した単語リストを公開した。この研究結果に基づき、An Object and Action Naming Battery（OANB: Druks & Masterson, 2000）が、英国で出版された。この検査の目的は、物品呼称 object naming と動作呼称 action naming における成績を比較することで、刺激語は名詞 162 語と動詞 100 語から構成されている。同じ目的で、頻度と語長を統制した名詞 54 語と動詞 00 語を用い、動作呼称の刺激に動画ビデオを使った検査（VAN—Verb and Noun Test, Bird & Webster, 2000）も英国で出版されている。なお脳損傷患者の場合、動画刺激より動作絵による動作呼称成績が若干良好となることが報告されている（Tranel et al., 2008；71 名の患者を対象にした動詞 60 語の動作呼称・平均正答率：動画 86.4% vs. 動作絵 89.6%）。

　物品呼称と動作呼称の評価は、神経心理学的議論のためだけでなく、失語症の中核症状である喚語困難 word finding difficulty に対する言語セラピーの観点から非常に重要である。なぜなら呼称セラピー研究は、名詞を対象としたものが殆どで動詞へのアプローチは非常に限られている（Conroy et al., 2006）からである。これは失語症臨床の実態を反映したものといえ、名詞に偏らない呼称セラピーを行うためには、物品呼称と動作呼称を正確に評価することが必要なのである。

　我が国では、「失語症語彙検査 A Test of Lexical Processing in Aphasia（TLPA）」（藤田ら, 2000）を構成する四つの検査の一つである「名詞・動詞検査」の下位検査として、「名詞表出検査」と「動詞表出検査」が出版されている。名詞／動詞表出検査の刺激語は、頻度を統制した各 40 語で、健常者 31 名（男性 11 名、女性 20 名）の名詞表出平均得点 39.55 と、健常者 27 名（男性 10 名、女性 17 名）の動詞表出平均得点 39.33 が示されている。しかしながら、刺激語それぞれの頻度データと、それぞれの刺激絵に対する反応の名称一致が、この検査では明らかにされていない。勝木（2005）が指摘したように、物品／動作呼称評価に使用する刺激語の単語属性には十分な注意が払われることが肝要である。脳損傷患者の呼称反応は頻度だけではなく他の単語属性の影響も受けるため、親密度、心像性、頻度、獲得年齢、語長が明示された刺激語を用い、さらに「名称一致」という健常者の呼称反応を踏まえた検査が必要とされている。

1.2 本検査開発の目的

　刺激語（名詞と動詞）の単語属性が統制され、刺激絵（物品絵と動作絵）の適切性も検討され、かつ健常者の高い名称一致が得られた課題により構成された「物品と動作の呼称検査」は、二つの目的により開発された。

　第一に、物品呼称と動作呼称を的確に評価することである。これは、1）呼称における名詞と動詞の解離（成績差）の検討、2）健常者の呼称を踏まえた物品／動作呼称の評価、3）呼称成績への単語属性の影響の検討、という点で正確な評価ができるという意味である。中でも、1）が主要

目的であり、前述した二つの呼称検査（OANB,VAN）と検査開発の意図を共有する。

　第二に、物品呼称と動作呼称の誤反応分析に加え、キュー cue による呼称反応をみる評価の仕方を提案し、呼称セラピー立案の手がかりを提供することである。物品呼称だけでなく動作呼称のキューを示すことは、物品呼称よりも高度の言語・認知過程を必要とすると考えられる動作呼称（Conroy et al., 2006）の喚語困難に対する呼称セラピー方略を考える上で非常に大切であり、臨床的有用性が高い。

　本検査を脳損傷患者に適用した結果が集積され、検討結果が公表されるならば、日本語における「名詞と動詞の二重解離」に関する研究が進展する契機となる。また、キューによる呼称評価と誤反応分析は、呼称セラピー方略の手がかりを与え、物品／動作呼称の両方を対象とした言語セラピーがバランス良く実施される契機となる。これは、名詞と動詞の二重解離の有無の検討にとどまらず、どのような言語セラピーにより失語症患者の物品／動作呼称が改善したのかという観点からの議論の展開が期待される。つまり本検査は、呼称研究が臨床において理論的に展開することを願って出版された。

1.3 本検査の特徴

　本検査は、以下の特徴をもつ。

　第一に、検査語の選択が厳密になされたことである。本検査の刺激語は、以下の3条件によって選定された。これらにより、「物品呼称」と「動作呼称」の成績に解離があるかどうかを的確に評価できる。

　　①健常者100名における名称一致率が89％以上の単語：動詞の平均名称一致率97.7％（範囲：89〜100%, SD 2.6）、名詞の平均名称一致率98.7％（範囲：90〜100%, SD 2.2）

　　②「を」格をとる動詞

　　③名詞と動詞の「親密度」と「頻度」が統制された単語

　第二に、刺激絵はカラー図版で、目標語を想起させる絵としての妥当性が検討され、かつ健常者100名の呼称反応から刺激絵の適切性が疑われたものは全て修正したことである。白黒線画よりカラー写真が呼称を促進することは、健常高齢者を用いた研究（Bramão et al., 2011）で実証されており、名称一致率により絵の妥当性を確認したことを踏まえると、我が国において初めてカラー図版を使用した本呼称検査は、刺激絵の適切性が高いことが特徴の一つであると指摘できよう。

第三に、呼称セラピーの方略を考えるために、呼称の誤反応分析とキューによる呼称評価を、認知神経心理学的観点[3]から提案したことである。物品呼称の誤反応分析は、詳細な分類（意味性錯語、形式錯語、音韻性錯語、混合性の誤り、新造性錯語、無答など：Laine & Martin, 2006; 佐藤訳, 2010, pp.136–138 参照）が可能だが、臨床的に簡便な4分類（意味性、音韻性、無答、その他）でまず評価することとした。動作呼称の誤反応分析は、動詞表出については名詞と同様に4分類を用い、さらに動詞句を評価するという観点から「を」格の名詞句（名詞と助詞の産出）の評価を提案した。

物品呼称のキューは、累積的音韻キュー cumulative phonological cues を用いて音韻キューに対する被刺激性を評価する方法（Sato et al., 2008; 佐藤ら, 2013a）[4]を採用した。音韻キューだけでなく文字キューも物品呼称障害の改善に効果があることが報告されている（Best et al., 2002; Hickin et al., 2002; Lorenz & Lyndsey, 2007; Greenwood, et al., 2010; 佐藤ら, 2010）が、評価としては音韻キューのみを用いた。

動作呼称の場合、名詞句キューと「名詞句＋動詞の音韻」キューを採用した。これは、日本語の語順を生かして動詞よりも前にくる名詞句という意味的手がかりを動詞の喚語評価に用いたのである。また「を」格をとる動詞の呼称セラピーは文産出ではなく[5]、動詞句（～を～する）の産出を目的とすべきであるという著者の考えに根差した評価法である。

第四に、物品呼称と動作呼称の評価・分析が正確にできるように、以下の情報を〈資料〉として示したことである。
　①検査語の単語属性（親密度、心像性、頻度、獲得年齢、語長）データと名称一致率
　②健常者100名が表出した検査名詞と検査動詞の同義表現とその度数
　③健常者100名が表出した動作呼称における「を」格の名詞とその度数
　④健常者100名の動作呼称における動詞形態[6]の生起率
　⑤健常者100名の動作呼称における主語の生起率

3　障害の発現機序を言語処理レベルから考えるアプローチで、物品呼称障害の場合、1）呼称における誤反応の特徴、2）呼称成績に影響する単語属性、3）キュー効果、4）単語理解課題や他の単語表出課題での反応、から失語症患者における名詞の喚語困難の障害レベルが検討されてきた（Howard & Gatehouse, 2006）。近年の認知モデル（特にコネクショニスト・モデル, p.30 注24 参照）は、従来の定性的言語処理モデルとは根本的に異なり単語産生をダイナミックに捉えるもので、その観点は研究者だけでなく失語症臨床家にとっても重要であると指摘されている（Wilshire, 2008）。

4　これは、progressive phonological cues とも呼ばれる物品呼称セラピーで用いられる手法（例えば、Best et al., 2013）を、目標語の音韻活性化の評価に適用したものである。日本語の場合、第一モーラ、第一モーラ＋第二モーラというように「目標語のモーラ数－1」まで音韻キューを増やしてゆく（例：こいのぼり→ /ko/, /ko-i/, /ko i no/, /ko-i-no-bo/）方法である。

5　動作呼称検査課題の内、動作主の顔が描かれていた刺激絵（N=35）における健常者100名の主語（動作主）の生起率は、34.9%（SD 8.5, 範囲 19–65）にすぎなかった。

6　「する」「している」「した」など時間の表現を反映する動詞の語尾を「動詞形態」（広瀬, 2007）と呼び分類した。「4.4.2. 健常者調査結果・動詞形態の生起率」を参照のこと。

第五に、本検査のすべての動詞と殆どの名詞は小学校低学年で獲得されるべき単語（阪本, 1984：『新教育基本語彙』A1, A2）で、動詞と名詞の獲得年齢（「2. 本検査の刺激語」表1を参照のこと）は近似している。このため、成人の脳損傷患者だけでなく、言語発達にさまざまな問題をもつ子どもたちにも臨床的に適用可能[7]と思われる。つまり、本検査の適用年齢はきわめて広いことも特徴といえよう。

7　言語発達に問題をもつ子どもたちの呼称評価のためには健常児データが必要であるが、現在そのようなデータはない。ただし、小児の「物品 / 動作呼称」教材としては使用できるという意味で「臨床的に適用可能」とした。

2. 本検査の刺激語

　表1は、物品呼称と動作呼称の検査語各54語（名詞54語、動詞54語）の単語属性である。

　名詞は「人工物」の意味カテゴリー（例：文房具、楽器）に属するものが35語、「生物」の意味カテゴリー（例：動物、植物）に属するものが19語であった。動詞54語は、すべて「を」格をとる動詞で動作主は「人」である。動作の対象となる目的語をとる他動詞は51語であった。これは、検査語「（階段を）あがる/おりる」「（跳び箱を）とぶ」において、「を」格は動作の地点を表し動作の対象ではないため、これら三つの動詞は自動詞に分類されるためである。動詞の項[8]、格パタンなど検査動詞の言語学的説明については、〈資料1〉表A-1「検査動詞の言語学的分類」を参照されたい。

表1　検査語の単語属性

		名詞（N=54）	動詞（N=54）
心像性			
	平均	5.85	4.83
	範囲	4.09–6.91	3.71–5.63
	標準偏差	0.64	0.36
親密度			
	平均	6.02	5.92
	範囲	4.34–6.63	4.34–6.56
	標準偏差	0.54	0.42
頻度			
	平均	3.29	3.51
	範囲	1.81–4.71	1.58–5.18
	標準偏差	0.65	0.82
獲得年齢			
	平均	1.52	1.02
	範囲	1–5	1–2
	標準偏差	1.08	0.13
語長（モーラ）			
	平均	2.93	2.50
	範囲	1–6	2–4
	標準偏差	1.00	0.57

注：獲得年齢は、『新教育基本語彙』（阪本, 1984）でA1, A2, B1, B2, B3, C1, C2, C3, C4と分類されたものに1～9の数量を当てはめて統計値を産出した。頻度は対数変換（log10）した数値を用いた（以下同）。

---

[8] 動詞は、「事態の描写を完成させるには、その動作や状態にどのような人や事物が関わっているのか」（佐久間・加藤・町田, 2004, p.70）を述べることが必要で、動詞が要求する「人」や「事物」を動詞の項 argument という。「項の数は動詞が表す意味に対応」（佐久間ら, 同上）しており、項を一つ/二つ/三つ取る動詞は、それぞれ一項動詞、二項動詞、三項動詞と呼ばれる。動詞が必要とする項の数が増えるほど、動作呼称成績が低下する失語症例が報告され、動詞の喚語における項の複雑性の影響 an argument complexity effect が指摘されている（例えば、Thompson et al., 1997; Kim & Thompson, 2000; Kemmerer & Tranel, 2000; Wynn et al., 2017）。

単語属性の親密度、頻度、心像性、語長は、NTT データベース（親密度, 語長：天野・近藤, 1999；頻度：天野・近藤, 2000; 心像性：佐久間ら, 2005）を用いて検索した。獲得年齢は、『新教育基本語彙』（阪本, 1984）の指標を用いた。NTT データベースには、親密度と心像性の評定実験をした際の刺激提示条件の相違により、三つの親密度（音声単語親密度、文字単語親密度、音声文字単語親密度）と二つの心像性（音声単語心像性、文字単語心像性）がある。本検査の場合、親密度は「音声文字単語親密度」を採用し、心像性は「音声単語心像性」の欠損値が多かったため、「文字単語心像性」を採用した。

名詞と動詞の心像性を統制することは困難であり[9]、親密度と頻度で統制した。検査語の心像性平均は、動詞が名詞よりも 1.02 低かった（表 1 参照）。Bird ら（2000, 2003）は「動詞の心像性は名詞より低い」と指摘したが、親密度と頻度を統制した本検査の刺激語においても、その特徴がみられた。動詞の AoA は、ほとんどが阪本（1984）の分類 A1 に属する語で、名詞の AoA が動詞より若干高くなったが、検査名詞の 83%（45/54）は小学校低学年（A1, A2）で獲得されるべき単語で占められた。検査名詞 / 動詞それぞれの心像性に基づき、高心像語と低心像語に二分した場合、平均心像性は名詞で高心像 6.37、低心像語 5.32、動詞で高心像語 5.10、低心像語 4.56 であった。これら 4 群の単語属性は〈資料 2、表 B-1、表 B-2〉に示した。

なお検査語とは別に、「付録」として自動詞 14 語（〈資料 1〉表 A-2「付録自動詞の言語学的分類」参照）と刺激絵を提供した。動詞と名詞の「心像性」「親密度」「頻度」をそれぞれ一致させる方法で統制した名詞各 14 語（計 42 語：4 語重複しており実質的には 38 語）を検査名詞 54 語から選択した。表 2 は、これらの単語属性である。自動詞は「非能格動詞 / 非対格動詞」[10]に着目し各 7 語で構成、それぞれの単語属性は〈資料 2　表 B-3〉に示した。数が少ないため二種の自動詞は、獲得年齢以外の単語属性は統制されていない。特に心像性は、非能格動詞 5.46（SD 0.25）非対格動詞 4.81（SD 0.13）と相違が大きかった。名称一致率は、名詞 98.6%（範囲：90〜100%）、自動詞 99.1%（範囲：95〜100%）であった。

検査語の名詞 / 動詞各 54 語と付録自動詞 14 語の「心像性」「親密度」「頻度」「獲得年齢」「語長（モーラ数）」データは、〈資料 3　表 C-1、表 C-2、表 C-3〉に提示した。さらに、キューによる動作呼称評価の名詞句キューで用いた「を」格の名詞 48 語[11]の単語属性データも〈資料 3　表 C-4〉に

9　Druks et al.（2006）は、英語圏で使用されている物品と動作の呼称検査 OANB（Druks & Masterson, 2000）の刺激語から獲得年齢 AoA と親密度を統制し［名詞 vs. 動詞：AoA 2.57（SD 0.67）vs. 2.56（SD 0.66）；親密度　3.67（SD 1.48）vs. 3.98（SD 1.40）］、単語数を一致させた動詞 100 語と名詞 100 語を用いた呼称研究を行っているが、その刺激語の心像性は動詞 4.23（SD 0.58）名詞 5.83（SD 0.55）で、AoA と親密度を統制した場合も「動詞の心像性は名詞より低い」という特徴がみられている。

10　主語の意味役割により、自動詞は二つに下位分類される。「倒れる」「沈む」「止まる」のような自動詞の主語は、意味上の目的語（位置・状態変化を被るもの）と解釈され、そのような自動詞は "非対格動詞" と呼ばれる。主語が意図的行動を行える動作主である自動詞（例：「歩く」「泣く」）は、"非能格動詞" と呼ばれる。失語症患者では、非能格動詞よりも非対格動詞の成績が悪くなることが報告されている（Kegl, 1995; Lee & Thompson, 2004; 服部ら, 2003; 吉田, 2012）。

11　動作呼称 54 課題の名詞句の名詞 54 語において、重複しているものが 6 単語あるため、48 語となった。

示した。名詞句キューの名詞は、「セーターを脱ぐ（Test SQ32）」を除き、健常者100名の調査で最も出現度数が多かったものを採用した。「脱ぐ」の場合、「服」の度数が49、「セーター」の度数が47となったが、刺激絵から「セーター」が妥当と著者が判断して「名詞句キュー」の単語とした。健常者100名が表出した「を」格の名詞については、〈資料5　表E-1〉を参照されたい。

表2 「物品と動作の呼称検査」付録の単語属性

		自動詞（N=14）	心像性・統制 名詞（N=14）	親密度・統制 名詞（N=14）	頻度・統制 名詞（N=14）
心像性					
	平均	5.13	5.14	5.94	6.16
	範囲	4.54–5.71	4.53–5.54	5.17–6.54	4.09–6.71
	標準偏差	0.38	0.31	0.45	0.61
親密度					
	平均	6.11	5.49	6.12	6.26
	範囲	5.50–6.59	4.59–6.13	5.56–6.47	4.34–6.56
	標準偏差	0.32	0.44	0.27	0.55
頻度					
	平均	3.57	2.74	3.42	3.56
	範囲	1.38–4.32	1.89–3.66	2.72–4.04	1.81–4.07
	標準偏差	0.77	0.58	0.43	0.59
獲得年齢					
	平均	1	1.14	1.86	1.79
	範囲	1	1–3	1–5	1–5
	標準偏差	0	0.52	1.30	1.32
語長（モーラ）					
	平均	2.79	2.64	3.14	3.07
	範囲	2–4	2–5	2–5	2–6
	標準偏差	0.56	0.81	0.99	1.03

3. 本検査の実施方法と採点/評価方法

3.1 実施方法

〈一般的留意事項〉
- 対面できる静かな環境で実施すること
- 被験者と検査者の間にラポール rapport が形成されていること
- 被験者は、本検査の教示を理解でき、他の言語検査（例えば、標準失語症検査、WAB 失語症検査）で名詞と動詞の表出がみられること

〈実施手順〉
A.「物品と動作の呼称検査」
- 物品呼称 54 課題と動作呼称 54 課題は、別々に実施する。どちらを先に実施してもかまわないが、呼称成績を比較する観点から、二つの課題は 1 週間以内で実施されることが望ましい。なお、被験者に疲労がみられる場合、各課題とも複数回に分けて施行することは許容される。

- 教示は、物品呼称課題では「これは何ですか？」、動作呼称では「何をしていますか？」と刺激絵を提示して尋ねる。両呼称課題とも、二つの例題を用いて被験者が教示を理解していることを確認する。例題において、被験者から言語反応が得られなかった場合、「これは〜ですね」「これは〜していますね」と回答を示して、課題の理解を促す。

- 動作呼称例題で「髭剃り」／「凧揚げ」といった名詞による反応がみられた場合、「髭を剃っています」／「凧を揚げています」という表現で回答するように説明する。ただし、「髭を剃る」「髭を剃っている」「凧を揚げる」「凧を揚げている」など動詞形態の異なる反応については、被験者の表現を尊重する。

- 検査課題において、刺激絵に描かれた目標語以外の呼称（例：検査語「涙」の刺激絵は「閉じられた目から涙が流れる」絵であるが、まつ毛も描かれているため、「まつ毛」と呼称する可能性もある）がみられた場合、検査語に対応した刺激絵の箇所を指さして「これは何ですか？」／「何をしていますか？」と再度尋ねる。

- 課題試行の制限時間は設けない。

- 無答が 10 課題連続した場合、本検査が被験者に不適切であったと判断し検査を中止する。

・被験者の音声言語表出反応は必ず録音し、検査施行時に記録用紙に記載できなかった箇所は、録音記録を基に反応を記載する。

B. キューによる呼称評価

「物品と動作の呼称検査」を実施した後、「キューによる呼称評価」を行う。検査とキューを用いた評価の間隔は、1週間以内が望ましい。これは、被験者の呼称障害の特性を理解し、呼称セラピー立案の手がかりを得る目的でなされるべきもので、「キューによる呼称評価」の実施は自由選択である。

1) キューによる物品呼称評価

・「手」と「蝶々」を除く[12] 検査語 52 語に対して、評価記録用紙に記載の順序で実施する。
・語頭音キュー（1 mora cue）を提示し物品呼称してもらう。
・上記の 1 mora cue で目標語の表出が得られなければ、2 mora cue を与える。2 mora cue で目標語の表出が得られなければ、3 mora cue を与える。累積的音韻キューは、「目標語のモーラ数 –1」までキューを与える手法であるが、本評価では 3 mora cue までとする（例：バイオリン→ /ba/、/ba–i/、/ba–i–o/）。

2) キューによる動作呼称評価

・検査語 54 語に対して名詞句キューによる評価を、評価記録用紙に記載の順序で実施する。
・名詞句キュー（例：「太鼓を叩く」→「太鼓を」）を聴覚提示して、動作呼称してもらう。「を」格の名詞を聴覚提示する名詞キュー（例：「太鼓を叩く」→「太鼓」）も可能だが、失語症患者の場合、名詞キューに対して「を」格＋動詞で反応する（例：「太鼓」⇒「を叩いています」）ことも多いため、名詞句キューで動詞の喚語促進を評価することとした。
・名詞句キューで目標語の表出が得られなければ、「着る」「見る」を除く[13] 検査語 52 語に対して、「名詞句＋動詞の音韻」キューによる評価を実施する。
・動詞の累積的音韻キューは、健常者 100 名で最も多く生起した動詞形態「〜ています」[14]（p.24 図 7 参照）が後続することを想定して動詞語幹の音韻キューを与える。例えば「太鼓を叩く」の場合、「太鼓を＋ /ta/」、「太鼓を＋ /ta–ta/」と名詞句＋動詞 2 mora cue まで、動詞の喚語評価のために提示できる。「太鼓を＋ /ta–ta–i/」のように動詞 3 mora cue まで出してしまうと、「ています（接続助詞＋補助動詞）」を付けるだけになり、動詞の喚語評価にはならないからである。

---

12 「手」は 1 モーラ語なので、音韻キューを与えることができない。「蝶々」の刺激絵は健常者において「ちょう」「ちょうちょ」と呼称される場合があり、「キューによる評価」の目標語が一つに特定できないため除外した。

13 「着る」「見る」の場合、動詞の語幹が /ki/ /mi/ という 1 mora であり音韻キューによる喚語評価ができないため除外した。

14 健常者調査で「〜ています」が頻出したのは、「何をしていますか」と質問したことの影響もあると思われるが、日本語教育の動詞学習でより基本的なものは汎用性が高い「テ形に補助動詞がついたアスペクト形式」との指摘（谷口, 2005）もあり、「〜ています」を想定した動詞の音韻キューを用いることとした。

この例のように 2 mora cue まで出せる動詞が 52 語中 15 語、「箱を開ける」→「箱を＋ /a/」のように 1 mora cue までの動詞が 37 語ある。

C. 付録自動詞
・実施手順は、本検査の動作呼称に準じる。

3.2 採点/評価方法

A.「物品と動作の呼称検査」

・物品呼称、動作呼称とも、目標語と同義表現を正答とする。同義表現は〈資料 4　表 D-1、表 D-2〉を参照されたい（資料に掲載されていない同義表現も正答となるのは無論である）。なお、動作呼称における動作性名詞（例：読書）や複合名詞（例：魚釣り）など名詞での回答は、誤答とする[15]。これは、「名詞と動詞の二重解離」の先行研究が、品詞による呼称成績の相違に焦点をあてており、物品呼称では名詞、動作呼称では動詞の表出が可能かどうかをみることが評価の要点となるからである。

・物品呼称の記録用紙には、正答記載欄と誤反応分類の欄がある。臨床では誤反応パタンの概略を把握することが肝要なので、「意味性（意味性錯語、迂言）」「音韻性（音韻性錯語、形式錯語）」「無答」「その他（無関連反応など「意味性」「音韻性」「無答」以外の反応）」という 4 分類とした。さらに物品呼称では、急性期の失語症患者で出現しやすい「保続」を加えた評価とした。図 1 は、非流暢性失語 E I さんの物品呼称の記載例である。高心像語の正答率が低心像語よりも高くなり、誤反応は、無答が最も多く意味性と音韻性も出現していることがわかる。詳細な物品呼称の誤反応分析は、添付のエクセル・ファイルを利用して個々の言語臨床家が必要に応じて行う。

・動作呼称の記録用紙には、正答記載欄と誤反応分類の欄、さらに名詞句評価の欄を設けている。動詞の誤反応分類は、物品呼称の 4 分類に準じる。名詞句の評価は、「を」格の名詞と助詞「を」について反応数と正答数を記載する。例えば、図 2 に示した非流暢性失語 Y I さんの場合、高心像語の正答率が低心像語よりも高くなり、動詞の誤反応は無答が大多数を占めるが意味性も生起した。一方、「を」格の名詞は 23 単語表出されたが、意味性錯語が生起したため、「を」格の名詞正答率は 39%（21/54）であった。ただし、「を」格の名詞は表出されれば殆どが正しく呼称されている（21/23）ことがわかる。また、「を」格は 39%（21/54）の生起率だが、表出された助詞はすべて正しく（21/21）、少なくとも「を」格について意味役割など文法的

15　臨床での動作呼称セラピーにおいて、動詞表出ではなく喚語促進を目的とする場合は、名詞による反応も正答とみなすべきであろう。

知識は保たれていることが示唆される[16]。詳細な動作呼称の誤反応分析は、添付のエクセル・ファイルを利用して個々の言語臨床家が必要に応じて行う。

D. キュ　による呼称評価

・キューによる物品呼称は、語頭音キュー（1 mora cue）で目標語の表出がどの程度可能かをみることが基本である。図3に示した流暢性失語ＭＵさんの場合、1mora cueによる正答率は65%（34/52）で、同一の刺激語52語における"音韻キュー無し"の物品呼称正答率46%（24/52）と比較して、音韻キュー効果（$p < 0.05$）が認められた。

・キューによる動作呼称の評価は、名詞句、「名詞句＋動詞の音韻」いずれのキューで目標語表出が促進されたのかをみる。名詞句キューの場合、動詞の同義表現も正答とする。「名詞句＋動詞の音韻」キューでは、目標語の動詞のみを正答とみなすが、どのような動詞形態（〜ています、〜ている、〜る、等）かは問わない。図4に示した非流暢性失語ＹＩさんの場合、名詞句キューによる正答率は69%（37/54）で、"キュー無し"の動作呼称正答率35%（19/54）と比較して、著明な名詞句キュー効果（$p < 0.001$）が認められた。

16　小嶋ら（1995）は、名詞句における名詞と助詞の共起の強さを「名詞に対する助詞の結合率」と呼び、話し言葉のコーパスを用いて名詞176語の出現度数を各名詞に後続する五つの格助詞「が」「を」「で」「に」「から」の出現度数で割った値を指標とした検討を行い、「を」格は「で」「に」に比べ名詞との結合率が高かったと指摘している。また、慢性期の失語症患者40名を対象とした「穴埋め式助詞選択課題」（例：電車［　］乗る、電話［　］かける）の成績は、「を」格をとる文が、「が」「で」「に」よりも得点が高かったと報告している。ＹＩさんにおいて「を」格の助詞産出が正しく行われたのは、「を」格と名詞の結合の度合いが強いため障害されにくいことが背景にあると解釈することも可能である。

物品と動作の呼称検査　物品呼称 記録用紙

被験者氏名：EI　　　　　　　　　　　　　　　　　　実施年月日：　2017年　○月　○日

Test SQ	ID	単語	心像性	反応	正答 心高	正答 心低	誤反応 S	誤反応 P	誤反応 NR	誤反応 他	誤反応 保続
1	N50	山	H	山	✓						
2	N21	タクシー	H	パトカー			✓				
3	N2	足	L	NR					✓		
4	N53	ラジオ	H	ラジオ	✓						
5	N43	ベルト	L	ベルト		✓					
6	N11	黒板	H	黒板	✓						
7	N46	ポスト	H	NR					✓		
8	N26	灯台	L	NR					✓		
9	N31	涙	H	涙	✓						
10	N49	門	L	NR					✓		
11	N42	ヘリコプター	H	プロペラ			✓				
12	N4	兎	L	うさぎ		✓					
13	N9	雲	H	NR					✓		
14	N7	瓦	L	ブロック			✓				
15	N54	ランプ	L	NR					✓		
16	N23	チョコレート	H	NR					✓		
17	N8	櫛	L	くつ				✓			
18	N35	バイオリン	H	バイオリン	✓						
19	N18	線路	L	線路		✓					
20	N13	米	H	イネ	✓						
21	N17	扇子	L	NR					✓		
22	N16	城	L	城		✓					
23	N15	自転車	H	自転車	✓						
24	N27	トマト	H	トランプじゃなくて						✓	
25	N5	鎌	L	かま		✓					
26	N32	ネクタイ	H	ネクタイ	✓						
27	N10	顕微鏡	L	NR					✓		
28	N39	ビール	H	NR					✓		
29	N41	筆	L	筆		✓					
30	N30	波	L	NR					✓		
31	N37	バット	H	バット	✓						
32	N20	タオル	H	NR					✓		
33	N34	肺	L	肺		✓					
34	N47	窓	H	窓	✓						
35	N22	蝶々	L	NR					✓		
36	N36	バス	H	バス	✓						
37	N52	ライター	L	ブライター				✓			
38	N24	机	H	机	✓						
39	N45	弁当	L	弁当		✓					
40	N14	財布	L	さいふ		✓					
41	N25	手	H	指			✓				
42	N33	ノート	H	帳面	✓						
43	N51	百合	L	ゆり		✓					
44	N28	トラック	H	トラック	✓						
45	N12	琴	L	NR					✓		
46	N38	羽	L	羽		✓					
47	N6	髪	H	髪の毛	✓						
48	N40	瓶	L	NR					✓		
49	N3	石	H	石	✓						
50	N19	草履	L	そり				✓			
51	N29	ナイフ	H	NR					✓		
52	N44	ベンチ	L	椅子			✓				
53	N1	顎	L	NR					✓		
54	N48	ミシン	H	NR					✓		
				計	16	11	5	3	18	1	0

例題1：猫　　（ねこ✓）　　正答数　27/54（高心像語 16/27，低心像語 11/27）　　　誤反応数 27/54

例題2：ランドセル（かばん　）　正答率　50%（高心像語 59%，低心像語 41%）

健常者100名の平均得点：53.31　　　　〈注〉誤反応の種類：S 意味性，P 音韻性，NR 無答，他：S，P，NR以外
（範囲：50-54，SD：0.93）

図1　物品呼称の記録用紙・記載例

3. 本検査の実施方法と採点／評価方法

物品と動作の呼称検査　動作呼称　記録用紙

被験者氏名：YI　　　　実施年月日：　2017年　○月　○日

Test SQ	ID	単語	心像性	動詞句	「を」格の名詞	反応	正答 心高	正答 心低	誤反応 S	誤反応 P	誤反応 NR	誤反応 他	名詞句 名詞	名詞句 助詞
1	V53	読む	H	本を読む	本	勉強			✓					
2	V41	引く	H	綱を引く	綱	ひっぱる	✓							
3	V44	吹く	L	笛を吹く	笛	笛を吹いています		✓					✓	✓
4	V27	建てる	L	家を建てる	家	NR					✓			
5	V32	投げる	H	ボールを投げる	ボール	ボールを取っています			✓				✓	✓
6	V17	切る	L	爪を切る	爪	爪をかんでいます			✓				✓	✓
7	V3	洗う	H	食器を洗う	食器	雑巾を洗っています	✓						×	✓
8	V22	閉める	H	ドアを閉める	ドア	NR					✓			
9	V49	回す	L	皿を回す	皿	NR					✓			
10	V10	降りる	L	階段を降りる	階段	NR					✓			
11	V52	焼く	H	魚を焼く	魚	魚を煮ています			✓				✓	✓
12	V4	合わせる	L	手を合わせる	手	拝んでいます		✓						
13	V7	打つ	H	釘を打つ	釘	釘を打っています	✓						✓	✓
14	V35	塗る	H	バターを塗る	バター	バターを塗っています	✓						✓	✓
15	V14	かぶる	L	帽子をかぶる	帽子	帽子をかぶっています		✓					✓	✓
16	V54	割る	L	卵を割る	卵	卵をとっています						✓	✓	✓
17	V8	押す	H	ブザーを押す	ブザー	たたいて			✓					
18	V2	開ける	H	箱を開ける	箱	空き箱					✓		✓	
19	V21	締める	L	ネジを締める	ネジ	NR					✓			
20	V5	入れる	L	手紙を入れる	手紙	ポストを ポストを 入れています		✓					×	✓
21	V16	聞く	H	音楽を聞く	音楽	NR					✓			
22	V26	畳む	L	布団を畳む	布団	NR					✓			
23	V23	吸う	H	たばこを吸う	たばこ	たばこを吸っています	✓						✓	✓
24	V47	掘る	L	穴を掘る	穴	NR					✓			
25	V30	釣る	L	魚を釣る	魚	NR					✓			
26	V13	数える	L	りんごを数える	りんご	NR					✓			
27	V25	叩く	L	太鼓を叩く	太鼓	NR					✓			
28	V36	飲む	H	薬を飲む	薬	NR					✓			
29	V15	刈る	L	稲を刈る	稲	NR					✓			
30	V31	跳ぶ	H	跳び箱を跳ぶ	跳び箱	跳び箱を跳んでいます	✓						✓	✓
31	V6	植える	L	花を植える	花	NR					✓			
32	V34	脱ぐ	H	セーターを脱ぐ	セーター	セーターを脱いでいます	✓						✓	✓
33	V43	拭く	L	テーブルを拭く	テーブル	テーブルを拭いています		✓					✓	✓
34	V33	握る	H	棒を握る	棒	NR					✓			
35	V38	履く	L	靴を履く	靴	靴を履いています		✓					✓	✓
36	V1	上がる	L	階段を上がる	階段	階段をのぼっています		✓					✓	✓
37	V46	干す	H	布団を干す	布団	布団を入れています			✓				✓	✓
38	V19	漕ぐ	L	ボートを漕ぐ	ボート	NR					✓			
39	V24	捨てる	H	ごみを捨てる	ごみ	投げている			✓					
40	V11	降ろす	L	箱を降ろす	箱	NR					✓			
41	V45	踏む	H	草を踏む	草	ワンバーで　踏んづけている	✓							
42	V50	磨く	L	歯を磨く	歯	歯を磨いています		✓					✓	✓
43	V40	貼る	H	切手を貼る	切手	切手を貼っています	✓						✓	✓
44	V48	撒く	L	水を撒く	水	NR					✓			
45	V18	着る	H	着物を着る	着物	きもの					✓		✓	
46	V28	食べる	H	ご飯を食べる	ご飯	ご飯を食べています	✓						✓	✓
47	V37	測る	L	体温を測る	体温	NR					✓			
48	V51	見る	H	テレビを見る	テレビ	NR					✓			
49	V20	壊す	L	家を壊す	家	NR					✓			
50	V12	書く	H	字を書く	字	書いています	✓							
51	V29	摘む	L	花を摘む	花	NR					✓			
52	V9	落とす	L	ハンカチを落とす	ハンカチ	NR					✓			
53	V39	運ぶ	H	荷物を運ぶ	荷物	NR					✓			
54	V42	弾く	L	ピアノを弾く	ピアノ	ピアノをたたいています			✓				✓	✓
						計	11	8	8	0	26	1	21/23	21/21

合計　19/54　（高心像語 11/27, 低心像語 8/27）　誤反応数 35/54　正答数/反応数

正答率　35%　（高心像語　41%，低心像語　30%）

例題1：間違靴名　（靴名）
例題2：凧を揚げる　（凧を揚げています）

健常者100名の平均得点：52.78
　　（範囲：46-54, SD：1.47）

〈注〉　誤反応：S 意味性（名詞化, 反対語含む）, P 音韻性, NR 無答, 他：S,P,NR以外

図2　動作呼称の記録用紙・記入例

キューによる評価 物品呼称 記録用紙

被験者氏名：MU　　　　　　　　　　　　　　　　　　　実施年月日：　2017年　○月　○日

Test SQ	ID	単語	読み	心像性	1 mora cue 反応	正答	2 mora cue 反応	正答	3 mora cue 反応	正答
1	N8	櫛	くし	L		✓				
2	N15	自転車	じてんしゃ	H		✓				
3	N38	羽	はね	L		✓				
4	N20	タオル	たおる	H		✓				
5	N30	波	なみ	L	なす					
6	N39	ビール	びーる	H		✓				
7	N1	顎	あご	L		✓				
8	N37	バット	ばっと	H		✓				
9	N26	灯台	とうだい	L	NR		NR		灯台守	
10	N48	ミシン	みしん	H	NR			✓		
11	N49	門	もん	L		✓				
12	N53	ラジオ	らじお	H		✓				
13	N51	百合	ゆり	L		✓				
14	N28	トラック	とらっく	H	NR		トラップ		NR	
15	N5	鎌	かま	L		✓				
16	N31	涙	なみだ	H		✓				
17	N16	城	しろ	L	NR					
18	N23	チョコレート	ちょこれーと	H	ちょうちょ			✓		
19	N19	草履	ぞうり	L		✓				
20	N9	雲	くも	H		✓				
21	N41	筆	ふで	L		✓				
22	N46	ポスト	ぽすと	H	ポスター					
23	N34	肺	はい	L	NR					
24	N27	トマト	とまと	H		✓				
25	N17	扇子	せんす	L		✓				
26	N36	バス	ばす	H		✓				
27	N10	顕微鏡	けんびきょう	L		✓				
28	N50	山	やま	H		✓				
29	N40	瓶	びん	L	NR					
30	N24	机	つくえ	H		✓				
31	N52	ライター	らいたー	L	NR		ライオン			✓
32	N11	黒板	こくばん	H		✓				
33	N45	弁当	べんとう	L		✓				
34	N3	石	いし	H	NR					
35	N54	ランプ	らんぷ	L	ラッパ			✓		
36	N35	バイオリン	ばいおりん	H		✓				
37	N7	瓦	かわら	L	NR		かわうそ			
38	N29	ナイフ	ないふ	H		✓				
39	N2	足	あし	L		✓				
40	N32	ネクタイ	ねくたい	H	猫			✓		
41	N14	財布	さいふ	L	NR			✓		
42	N13	米	こめ	H		✓				
43	N44	ベンチ	べんち	L	NR			✓		
44	N6	髪	かみ	H		✓				
45	N18	線路	せんろ	L		✓				
46	N33	ノート	のーと	H		✓				
47	N12	琴	こと	L	黒板					
48	N42	ヘリコプター	へりこぷたー	H		✓				
49	N43	ベルト	べると	L		✓				
50	N47	窓	まど	H	NR					
51	N4	兎	うさぎ	L		✓				
52	N21	タクシー	たくしー	H		✓				
				計	1 mora cue正答数	34	2 mora cue正答数	6	3 mora cue正答数	1

例題1：猫　　　（1 mora cue ✓ ）　　　　　課題数　52

例題2：ランドセル（1,2 ✓,3 mora cue）　　1 mora cue正答率　65%

図3　キューによる物品呼称評価の記録用紙・記入例

キューによる評価 動作呼称 記録用紙

被験者氏名：YI　　　　　　　　　　　　　　　　　　　　　　　実施年月日：　2017年　　○月　　○日

Test SQ	ID	単語	心像性	動詞句	「を」格の名詞	名詞句cue 反応	正答	名詞句 ＋ 動詞 音韻cue 1 mora 反応	正答	2 mora 反応	正答
1	V28	食べる	H	ご飯を食べる	ご飯	食べています	✓				
2	V38	履く	L	靴を履く	靴	履いています	✓				
3	V18	着る	H	着物を着る	着物	NR					
4	V21	締める	L	ネジを締める	ネジ	回しています	✓				
5	V24	捨てる	H	ごみを捨てる	ごみ	捨てています	✓				
6	V49	回す	L	皿を回す	皿	NR		回しています	✓		
7	V16	干す	H	布団を干す	布団	干しています	✓				
8	V20	壊す	L	家を壊す	家	とっています		NR		壊しています	✓
9	V31	跳ぶ	H	跳び箱を跳ぶ	跳び箱	たたいています		NR			
10	V15	刈る	L	稲を刈る	稲	刈っています	✓				
11	V36	飲む	H	薬を飲む	薬	飲んでいます	✓				
12	V19	漕ぐ	L	ボートを漕ぐ	ボート	よんでいます		NR			
13	V40	貼る	H	切手を貼る	切手	貼っています	✓				
14	V6	植える	L	花を植える	花	植えています	✓				
15	V34	脱ぐ	H	セーターを脱ぐ	セーター	脱ぐ	✓				
16	V42	弾く	L	ピアノを弾く	ピアノ	NR		弾いています	✓		
17	V22	閉める	H	ドアを閉める	ドア	あげています		閉めています	✓		
18	V50	磨く	L	歯を磨く	歯	磨いています	✓				
19	V52	焼く	H	魚を焼く	魚	焼いています	✓				
20	V11	降ろす	L	箱を降ろす	箱	運んでいます		NR		NR	
21	V45	踏む	H	草を踏む	草	踏んでいます	✓				
22	V25	叩く	L	太鼓を叩く	太鼓	叩く	✓				
23	V35	塗る	H	バターを塗る	バター	塗っています	✓				
24	V48	撒く	L	水を撒く	水	撒いています	✓				
25	V41	引く	H	綱を引く	綱	引っ張っています	✓				
26	V4	合わせる	L	手を合わせる	手	NR		合わせています	✓		
27	V8	押す	H	ブザーを押す	ブザー	鳴らしています	✓				
28	V37	測る	L	体温を測る	体温	測る	✓				
29	V10	降りる	H	階段を降りる	階段	よんでいます		降りています	✓		
30	V13	数える	L	りんごを数える	りんご	NR		NR		数えています	✓
31	V23	吸う	H	たばこを吸う	たばこ	吸う	✓				
32	V5	入れる	L	手紙を入れる	手紙	出しています	✓				
33	V33	握る	H	棒を握る	棒	NR		NR		握っています	✓
34	V26	畳む	L	布団を畳む	布団	閉じています		畳んでいます	✓		
35	V30	釣る	H	魚を釣る	魚	釣っています	✓				
36	V43	拭く	L	テーブルを拭く	テーブル	出しています		拭いています	✓		
37	V53	読む	H	本を読む	本	読んでいます	✓				
38	V14	かぶる	L	帽子をかぶる	帽子	かぶっています	✓				
39	V3	洗う	H	食器を洗う	食器	NR		NR		洗っています	✓
40	V44	吹く	L	笛を吹く	笛	吹いています	✓				
41	V32	投げる	H	ボールを投げる	ボール	投げています	✓				
42	V27	建てる	L	家を建てる	家	たたいて		たたいています			
43	V39	運ぶ	H	荷物を運ぶ	荷物	運んでいます	✓				
44	V9	落とす	L	ハンカチを落とす	ハンカチ	落としています	✓				
45	V7	打つ	H	釘を打つ	釘	叩いています	✓				
46	V1	上がる	L	階段を上がる	階段	のぼっています	✓				
47	V46	聞く	H	音楽を聞く	音楽	聴いています	✓				
48	V29	摘む	L	花を摘む	花	摘んでいます	✓				
49	V2	開ける	H	箱を開ける	箱	開けています	✓				
50	V54	割る	L	卵を割る	卵	割る	✓				
51	V12	書く	H	字を書く	字	書く	✓				
52	V47	掘る	L	穴を掘る	穴	掘っています	✓				
53	V51	見る	H	テレビを見る	テレビ	見ています	✓				
54	V17	切る	L	爪を切る	爪	引っぱっています		NR			
					計	名詞句cue 正答数	37	1 mora cue 正答数	7	2 mora cue 正答数	4
						課題数	54				
						名詞句cue 正答率	69%				

例題1：髭を剃る（名詞句　　，名詞句 ＋ mora cue　）
例題2：凧を揚げる（名詞句✓，名詞句 ＋ mora cue　）

図4　キューによる動作呼称評価の記録用紙・記入例

4. 本検査の作成過程

4.1 刺激絵としての妥当性の検討

　言語聴覚士4名（本検査の著者とその同僚3名）が、ActCard（エスコアール, 2011, 2012, 2014）に掲載されている名詞/動詞に対応したカラー図版について、「物品絵」「動作絵」としての適切性を協議した。その結果、ActCardの名詞と動詞に対応する刺激絵として、物品絵450枚と動作絵180枚が妥当と判断された。

4.2 単語属性の検索

　上記の物品絵と動作絵に対応する名詞450語と動詞180語の親密度、心像性、頻度、語長を、NTTデータベース（天野・近藤, 1999, 2000; 佐久間ら, 2005）を用いて検索した。表3に示したように、動詞は名詞より心像性が低く語長は短かったが、動詞の頻度は逆に名詞より高かった。親密度は両者で近似した。

表3　刺激絵の適切性が確認されたActCardの名詞450語と動詞180語の単語属性

	名詞（N=450）	動詞（N=180）
心像性		
平均	5.94	4.84
範囲	3.13–6.94	3.71–5.77
標準偏差	0.61	0.38
親密度		
平均	5.94	5.89
範囲	1.63–6.75	1.94–6.59
標準偏差	0.78	0.53
頻度		
平均	2.72	3.44
範囲	0–4.79	1.38–5.18
標準偏差	0.83	0.75
語長（モーラ）		
平均	3.40	2.64
範囲	1–8	2–4
標準偏差	1.16	0.63

4.3 健常者調査のための対象語の選定と刺激絵の調整

獲得年齢 AoA を『新教育基本語彙』（阪本, 1984）を用いて検索し、動詞の AoA は小学校低学年（A1, A2）に限定することとし、動詞 172 語が抽出された。An Object and Action Naming Battery（OANB: Druks & Masterson, 2000）と同様に、動詞と名詞の親密度、心像性、頻度をそれぞれ一致させる方法によって、動詞と名詞を選択した。さらに、これら単語の刺激絵の適切性を再確認して、動詞 80 語（他動詞 62 語、自動詞 18 語）と名詞 92 語（人工物 51 語、生物 41 語）を、「健常者調査」の対象語として選定した。表 4 は、調査対象語の単語属性である。なお、刺激絵の適切性について再度吟味し、4 枚の刺激絵の微調整を行なった（例：「女の人がピアノを弾く」絵→歌を口ずさんでいるようにみえる、口の近辺からひかれた線と音符の削除）。

表4　健常者調査の名詞 92 語と動詞 80 語の単語属性

		名詞（N=92）	動詞（N=80）
心像性			
	平均	5.74	4.86
	範囲	4.09–6.91	3.71–5.71
	標準偏差	0.64	0.39
親密度			
	平均	5.88	5.84
	範囲	3.44–6.56	1.94–6.59
	標準偏差	0.56	0.70
頻度			
	平均	2.87	3.52
	範囲	0.95–4.71	1.38–5.18
	標準偏差	0.83	0.81
獲得年齢			
	平均	1.57	1.01
	範囲	1–7	1–2
	標準偏差	1.18	0.57
語長（モーラ）			
	平均	3.02	2.58
	範囲	1–6	2–4
	標準偏差	0.98	0.11

4.4 健常者調査

　健常成人100名（女性65名、男性35名）を対象に、書面による呼称調査を実施した。被験者の平均年齢は42.7歳（23-79, SD 13.1）、平均教育年数は15.5年（10-24, SD 2.4）であった。プリントに動作絵と物品絵各2題の例題（図5参照）を示し、「何をしていますか？」「これは何ですか？」に対する回答を記入してもらった。調査票は、動作呼称課題の後に物品呼称課題を提示する構成とした。

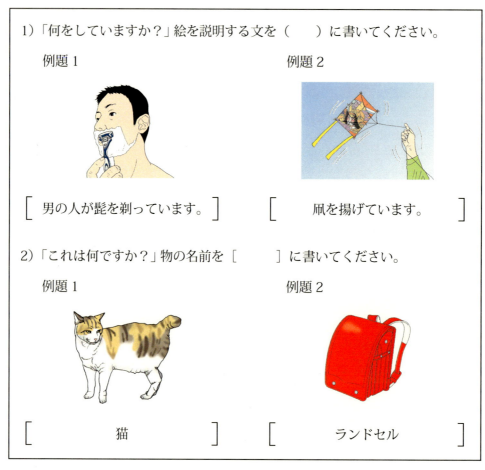

図5　健常者調査の例題

4.4.1 健常者調査結果：名称一致率

図 6 は、健常者 100 名における名詞 92 語と、動詞 80 語の名称一致度の全体平均を示したものである。

目標語 target words とは、単語属性を統制した刺激語と同じ単語が表出されたものを指す。同義語／同意語 synonym とは、「踊る」を「舞う」、「花瓶」を「壺」のように、語形は異なるが意味がほぼ同じであるものを指す。動作呼称の場合、同義表現（例：「家を壊す」→「家を解体しています」、「魚を釣る」→「魚釣りをしています」[17] も図 6 の同義語[18] に含めた。OANB と同様に、目標語と同義語を合わせたものを名称一致として処理すると、名称一致率は名詞 98.3%（目標語 92.0%、同義語 6.3%）。動詞 96.1%（目標語 81.7%、同義語 14.4%）と高い一致率を示した。ただし動詞の場合、目標語の生起率は名詞よりも低くなり、同義語の生起が 2.3 倍となった。名称一致率の範囲は、名詞 83%〜100%, 動詞 69%〜100% で、名詞 4 単語と動詞 8 単語は 90% 未満の名称一致率となった。

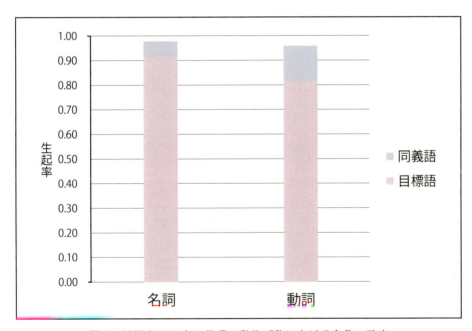

図 6　健常者 100 名の物品／動作呼称における名称一致率

17　「魚を釣る」→「魚釣りをする」のように、実質的な意味は別の表現に任せ動詞句を作る働きだけをする動詞は、軽動詞 light verb と呼ばれる。
18　動作呼称での「同義語」の生起率内訳は、狭義の同義語 8.3%、同義表現 6.1% であった。

4.4.2 健常者調査結果：動詞形態の生起率

「動作絵」は、動作・行為の時間的展開の一瞬を捉えて描かれたもので、その動作がどの段階にあるのかの判断により表現が異なる。時間を表す表現には、時制 tense とアスペクト aspect がある[19]。こうした動詞の語尾に反映される表現が、健常者の回答でどうであったかを理解することは、i) 動作呼称の評価と ii) 動作呼称に障害を示した脳損傷患者の動詞セラピーでどの動詞表現を用いるのが妥当かを考えるために大切な情報である。この観点から、健常者 100 名の動作呼称における動詞形態（宗宮, 2007）について分析した。

なお健常者の回答には、［名詞＋連用形］の複合名詞＋軽動詞（例：「稲を刈る」→「稲刈りをしています」）で回答されたものが 6.1%、名詞化したもの[20]（例：「皿を回す」→「皿回し」、「本を読む」→「読書」）が 0.5% みられたため、目標語の動詞の語幹と一致した回答（すなわち、4.4.1 で指摘した目標語による動詞表出 81.7%）における動詞形態を分析対象とした。図 7 は、回答された目標語における動詞形態の生起率である。「〜ています」（例：見ています）が、67.1% と大多数を占め、「〜る」（例：見る）が 10% 生起した。他に「〜た」「〜ようとしています」が、わずかながらみられた。「〜た」の回答 3.5% は、すべて過去時制の「た」であった。検査動詞と付録自動詞における結果は、〈資料 5　表 E-2、表 E-3〉を参照されたい。

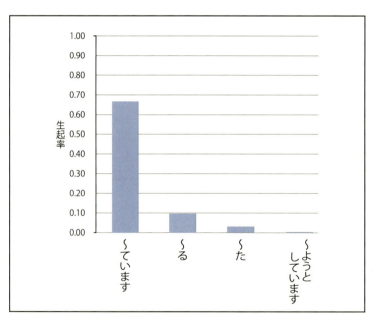

図 7　健常者 100 名の動作呼称における動詞形態の生起率

19　アスペクトは「相」とも呼ばれる。宗宮（2007, p.11）は、「日本語では相の形式は重複を示し、時制の形式とも絡んでやや複雑である」と指摘し、以下の 3 つの相に分類した。「単純相」は、「できごとを時間的広がりのない点として扱える」。「完全相」は、「できごとが完了したことを表す」。「継続相」は、「完了した結果が継続していることを表す」。そして日本語の現在時制には、単純相「する」完了相「した」継続相「している」があり、過去時制には、単純相「した」と継続相「していた」のみがあると説明している。

20　「魚釣り」など［名詞＋連用形］の複合名詞の他に、「読書」「放水」など動作性名詞による回答や「歯磨き中」といった回答があった。これらは、"事象を表す名詞表現" と記述できる。

4.4.3 健常者調査の結果：主語の生起率

　動作呼称の刺激は「動作絵」であり、日本語の基本語順 SOV（主語　目的語・動詞）で動作絵説明がなされることが予想される。図 8 は、刺激絵に動作主の顔が描かれている 57 課題における主語の生起率である。

　主語の平均生起率は 47.7%（範囲：15%～100%）、57 課題の約 7 割は主語の生起率が 50% 以下となった。主語の生起率が 90% 以上となった課題は、「自転車が倒れる」「夕日が沈む」など主語が「人」以外となる非対格動詞[21]の自動詞であった。57 課題中、動作主が「人」で「を」格を取る動詞が目標語であった 40 課題において、主語の平均生起率は 35.4%（範囲：15～65%、SD 8.7）となった。

　動作呼称 80 課題の刺激絵で、動作主の顔が描かれていない刺激絵（例：「食器を洗う」「爪を切る」では腕と手のみ描かれている）は 23 課題あった。この内、主語が生起したのは 5 課題で平均生起率は 3.6% と非常に低かった。刺激絵「手を合わせる」は、描かれた胸部が女性と認知できるもので、健常者 100 名中 11 名に主語の生起がみられた。いずれにせよ、動作主の顔を含む刺激絵と比較すると、顔を含まない刺激絵での主語の生起率は非常に低く、人の顔の有無が主語の生起に明らかに影響を及ぼしていた。

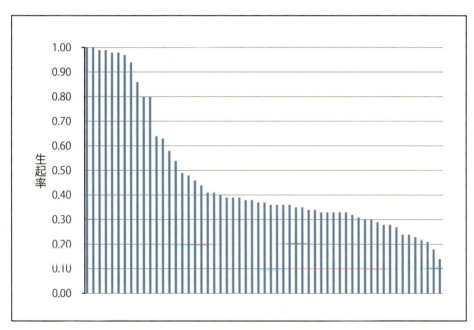

図 8　健常者 100 名の動作呼称 57 課題における主語の生起率

21　p 10 注 10 を参照のこと。

4.5 検査語の決定

　動作呼称の検査語は、①健常者 100 名における平均名称一致率が 90% 以上、②「を」格をとる動詞、③動作主の顔が描かれていないものも含め動作主が「人」、という基準で選択された。この中に含まれた動詞「取る」（刺激絵「男の人がボールを取る」）の名称一致率は 93% であったが、目標語「取る」の生起 6%、同義表現 87% [22] で、単語属性を統制した刺激語と同じ単語（目標語）の生起が著しく低かったため、「取る」の代わりに名称一致率 89%（目標語 80%、同義表現 9%）の「建てる」（刺激絵「大工さんが家を建てる」）を採用し、検査語の動詞 54 語を決定した。この中には、3 組の同音異義語（「閉める」「締める」、「弾く」「引く」、「吹く」「拭く」[23]）が含まれた。名詞の検査語は、名称一致率が 90% 以上で、「親密度」と「頻度」を検査語の動詞 54 語と同等となるように統制した 54 語が選択された。

4.6 刺激絵の提示順決定と刺激絵の最終調整

1）検査刺激の提示順
以下の 4 点を考慮して、検査刺激の順番を決定した。
- 目標語の意味が類似したもの（例：「バス」「トラック」、「吹く」「弾く」）や意味的関連があるもの（例：「雲」「ヘリコプター」、「植える」「刈る」）を近接させない。
- 同音異義語の動詞を近接させない。
- 目標語の語頭音が同じものは、隣り合わせない。
- 名詞と動詞それぞれの高心像語と低心像語が偏らない順番にする。

2）キューによる呼称評価刺激の提示順
　上記 1）の 4 点を踏まえ、i）検査とは異なる順番、ii）高心像語と低心像語を交互に提示という 2 条件により決定した。

3）検査刺激絵の最終調整
　健常者調査の「目標語以外の反応」を踏まえ、再度刺激絵としての適切性について検討し、「雲」の絵は微調整を行い、「石」「涙」の絵については新たな絵を作成した。また、健常者が表出した主語の性別に不一致がみられた刺激絵 3 枚「手紙を入れる」「歯を磨く」「布団を畳む」は、多数が回答した主語の性別として認識できるように修正した。ActCard で目鼻が描かれていなかった刺激絵 3 枚「階段を降りる」「ハンカチを落とす」「家を建てる」についても、目鼻を加える修正をした。

22　「（ボールを）取る」の同義表現で最も多かったのは「キャッチしている」55% で、他に「受け取っている」「受けている」がみられた。

23　「吹く」と「拭く」は東京方言ではアクセントが異なる。

さらに刺激絵「テレビを見る」に対し、「カラオケをしている」と絵のテレビ映像を説明した脳損傷患者の反応がみられたため、テレビ画面には“マイクを持った女性”ではなく“漫才をしている男女”を描いて修正した。

5. 本検査の妥当性と信頼性

　検査の妥当性とは、「測定したいものが測定できるか」という測定の有効性の問題である。本検査の場合、呼称成績における名詞と動詞の二重解離現象が測定できるかということである。本検査は、英国で出版された OANB（Druks & Masterson, 2000）と VAN（Bird & Webster, 2000）と同様、物品呼称と動作呼称の課題で構成され、呼称成績における名詞と動詞の解離をみるために適切なテスト内容で、「内容的妥当性」がある。では実際に、「名詞と動詞の二重解離」が測定できるかどうかという「概念構成妥当性」を検討してみよう。

　本検査を適用した対象は、非流暢性失語ＥＩさん（60）、非流暢性失語ＹＩさん（66.4）、非流暢性失語ＹＴさん（78.5）、失名辞失語ＳＩさん（85.8）、混合性失語ＭＵさん（71.1）の５名である。全例右利き・左半球損傷で、（　）はWAB失語指数である。

　図９に示したように、ＥＩさん、ＹＩさん、ＹＴさんでは物品呼称が動作呼称より良好で、ＳＩさん、ＭＵさんでは動作呼称が物品呼称より良好となった。物品呼称と動作呼称における成績差の検定（Fisher's exact test）の結果、有意差がみられたのは名詞＞動詞のＹＩさん（p＜0.002）とＹＴさん（p＜0.0001）、名詞＜動詞のＭＵさん（p＜0.02）であった。つまり、呼称における名詞と動詞の二重解離現象が検出された。これは本検査が、名詞＞動詞と名詞＜動詞の両方のパタンを検出できることを証明したということであり、これにより検査の概念構成妥当性が示された。言い換えれば、本検査がその第一目的である物品／動作呼称成績の二重解離の検討に有効であることが実証されたといえる。

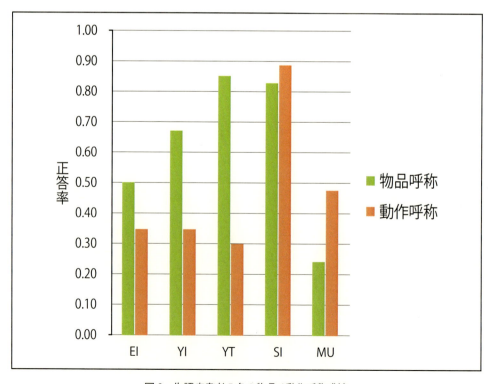

図９　失語症患者５名の物品／動作呼称成績

検査の信頼性とは、測定結果の再現性に関わることである。再テスト法で検討する場合、同一個人に同一のテストを2回実施して同一の結果が出るかどうかをみる。2回のテスト期間が短いと記憶の影響を排除できないが、期間が長いと個人の中で変化が生じている可能性がある。

　まず、2週間の期間をあけて非流暢性失語のＹＩさんに検査を実施した結果を示す。1回目の成績（物品呼称 vs. 動作呼称）は図9に示したように　36/54（67%）＞19/54（35%）、2回目は34/54（63%）＞16/54（30%）となった。1回目と2回目のテストの相関係数は、物品呼称で r＝0.52、動作呼称で r＝0.46 と、高い信頼性係数が得られ測定の安定性が示された。

　次に、動作呼称が物品呼称より良好であった混合性失語ＭＵさんに、検査語ではない名詞と動詞を用いて呼称セラピー（名詞の音韻キューと意味キューで名詞の喚語促進を図る；名詞キューと名詞句＋動詞の音韻キューで動詞の喚語促進を図る）を週1回の頻度で4ヶ月行った後に、2回目の検査を実施した結果を示す。1回目の成績（物品呼称 vs. 動作呼称）は図9に示したように13/54（24%）＜26/54（48%）、2回目の結果は 25/54（46%）＜ 39/54（72%）であった。物品／動作呼称の正答率が上がりセラピー効果が認められたが、呼称成績の相違パタン（名詞＜動詞）は同じで有意差がみられた（P＜0.02）。これは、本検査の目的である呼称における名詞と動詞の解離の測定において一貫性が示されたと判断することができる。

　つまり、これら異なるテスト間隔（2週間、4ヶ月）による再テスト法により、本検査の信頼性が保証された。

　以上の検討より、本検査は妥当性と信頼性を備えたテストであるといえよう。

6. 本検査の失語症患者への適用

　失語症患者 5 名に本検査を適用して得られた物品呼称と動作呼称の成績差の結果（図 9 参照）に加え、ここでは「誤反応分析」と「キューによる呼称評価」の結果も示し、失語症患者における呼称障害の解釈の一例を述べたい。呼称障害の解釈には、並列分散処理モデル Parallel Distributed Processing Model（PDP モデル）[24] の一つで、分散表象された意味、音韻、文字の三つの表象間の双方向の情報処理を仮定するトライアングル・モデル triangle model（Seidenberg & McClelland, 1989; Harm & Seidenberg, 2004）の枠組みを用いた。このモデルにおいて、呼称は意味と音韻の相互作用（意味⇔音韻）による。したがって、「呼称障害は意味と音韻の機能低下の程度の組み合わせによって生じる」と考える立場からの解釈である。

　まず、トライアングル・モデルの枠組みを用いた物品呼称障害の見方を理解していただくために、著者自身の先行研究で検討された失語症 4 例における物品呼称障害（4 例の内 1 例は、回復データを含む）と意味 / 音韻機能障害の関係 [25] を示す（6.1）。次に、本検査を適用した失語症患者 5 名の物品 / 動作呼称成績、「誤反応分析」と「キューによる呼称評価」の結果を、トライアングル・モデルの枠組みから解釈する試みを示す（6.2）。

6.1 トライアングル・モデルの枠組みからみた呼称障害

　トライアングル・モデルを理論的枠組みにした言語機能障害の説明は、脳損傷後の後天的失読 acquired dyslexia に適用された（Patterson & Hodges, 1992; Patterson & Marcel, 1992）のが最初である。Patterson & Lambon Ralph（1999）は、意味・音韻・文字という三つの基本的構成要素から読みの障害を捉える考え方を提示し、Lambon Ralph & Patterson（2005）は、それを「基

24　PDP モデルは、神経細胞を模したユニット unit を処理単位とし、いろいろな処理が分散して並列（＝同時）になされることで、複雑な処理が実現される。このネットワークは、多数の事例を与えられることで自ら学習してゆく。ユニット間の相互作用は、学習を繰り返すことで定まったユニット間の結合強度 connection strength によって決定されるという基本原理をもつ。このため、PDP モデルはコネクショニスト・モデル connectionist model とも呼ばれる。つまり、このモデルはネットワーク全体が経験（学習）を通して結びつきの強さ（結合強度）を変化させていくシステムで、脳の働きに基づく人間の認知のしくみを理解するのに有効な計算論的アプローチといえる。コネクショニスト・モデルは、局所表象型と分散表象型に分けられる。言語処理に関するモデルの場合、単語に相当するユニットをもつのが局所表象型で、相互活性化モデル（Dell, 1986; Foygel & Dell, 2000）が代表的なものである。トライアングル・モデルは分散表象型で、単語の知識はシステム全体に分散して表現されている。局所表象モデルと分散表象モデルの説明及び類似点と相違点については、伏見・辰巳（2005, p.97-107）を参照されたい。

25　物品呼称障害と意味 / 音韻障害の関係については、「呼称セラピーにおける "汎か" は、どのような言語プロフィールの失語症患者にみられるのか」という観点から検討したものがある。Best et al.（2013）は、意味課題と音韻課題の成績から失語症患者の言語プロフィールを 4 分類（意味・良好＋音韻・良好、意味・良好＋音韻・不良、意味・不良＋音韻・良好、意味・不良＋音韻・不良）し、意味機能が比較的良好だが音韻機能が不良であった失語症患者だけに非セラピー語への "汎か" がみられたと報告している。なお、この研究では、意味の評価には音声 / 文字単語と絵のマッチング課題の成績が、音韻の評価には物品呼称における語長効果 word length effect の有無と音韻性の誤り phonological errors の生起率が用いられた。音韻障害の評価に上記二つが使われたのは、Best らが "箱と矢印" 型モデルと呼ばれる古典的な単語情報処理モデル（p.2354、図 4 に明示されている）に依拠した音韻出力過程を想定しているためである。

本システム仮説 the primary systems hypothesis」と呼んだ。この仮説を失語症患者の呼称障害に適用したのが、Lambon Ralph et al.（2002）の研究である。彼らは、失語症患者21名における二つの物品呼称テスト（Boston Naming Test, 100-item naming test）成績を目的変数、意味課題（線画連合；Pyramids and Palm Trees, Howard & Patterson, 1992）と音韻課題（非語音読）の成績を説明変数として重回帰分析を行い、二つの呼称検査成績の説明率はそれぞれ0.65と0.55であったと報告した。失語症患者62名の理解課題及び線画連合による意味因子得点と、復唱及び拍結合による音韻因子得点を説明変数に用いた佐藤ら（2007）の研究でも、物品呼称成績の説明率は0.64と同等の結果が得られている。つまり、「呼称は意味と音韻の相互作用（意味⇔音韻）による」というトライアングル・モデルに基づく仮説を支持する実証的研究が既になされている。

　では、複数の症例の意味／音韻機能と物品呼称を同一の検査によって評価した一連症例検討 a case series study の結果を示し、トライアングル・モデルを用いた呼称障害の基本的捉え方を述べることとする。対象は、失語症患者ＹＴさん、ＨＷさん、ＳＯさん（Sato, 2007; Sato et al., 2008）とＴＫさん（佐藤ら, 2013a）である。

　表5は4症例の意味課題、音韻課題、物品呼称課題の成績である。意味課題は、①同一カテゴリー条件1/6選択での「音声単語と絵のマッチング」課題と、②日本の文化環境で馴染みの薄い3課題を差し替えた Pyramid and Palm Trees の線画連合課題である。音韻課題は、4モーラの非語（無意味語）復唱である。物品呼称は、親密度（高親密度語 vs. 低親密度語：平均親密度と範囲は 6.1; 5.8–6.6 vs. 5.4; 4.5–5.7）と語長（3、4モーラ）を統制した刺激語による白黒線画を用いた課題である。それぞれの課題数は、表5に記載した。

表5　失語症4症例における意味課題、音韻課題、物品呼称課題成績（正答率）

症例	単語聴解（同一カテゴリー条件）N=60	線画による意味連合 N=52	非語復唱 N=120	物品呼称課題		
				全体　N=120	高親密度　N=60	低親密度　N=60
TK 1	0.95	0.90	0.82	0.74	0.77	0.67
TK 2	1.00	0.95	0.89	0.83	0.87	0.78
YT	0.98	0.96	0.65	0.46	0.50	0.37
HW	0.78	0.87	0.98	0.26	0.43	0.08
SO	0.63	0.90	0.86	0.13	0.07	0.07

注：TK1、TK2は、TKさんの発症3ヶ月時と5ヶ月時の成績

　意味機能が保たれ、音韻機能も比較的保たれたＴＫさんの物品呼称成績が最も高くなった。2時点の比較で物品呼称の改善を示したＴＫさんの場合、非語復唱の成績が上がり意味課題の反応もより正確になった。これは、音韻機能及び意味機能の改善がもたらす物品呼称の回復におけるダイナミックな側面を捉えているといえる。意味機能は保たれていたが、中程度の音韻機能障害を示したＹＴさんの場合、物品呼称正答率は46％となった。音韻機能は非常によく保たれていたが、意味課題で低下を示したＨＷさんの場合、物品呼称正答率は26％と低くなった。音韻機能は保たれていたが、語義理解課題で低下を示し意味機能障害がＨＷさんよりも重篤であったＳＯさんの場合、物品呼称

正答率は 13% と著しく低いものとなった。4 症例の意味 / 音韻機能については、音韻障害はＹＴさんで最も強くみられ、ＴＫさんも改善がみられたものの軽度音韻機能低下を示し、ＨＷさんとＳＯさんは意味障害がみられた[26]と要約できる。

図 10 は 4 症例の物品呼称における誤反応パタン（誤反応全体に占める各誤反応タイプの割合）である。音韻機能障害を示したが意味機能が保たれていたＴＫさんとＹＴさんは、意味性錯語が最も多く生起し無答がこれに次ぐ誤反応パタンとなった。音韻機能は保たれていたが意味障害を示したＨＷさんとＳＯさんも意味性錯語の生起が高くなったが、ＨＷさんでは迂言が最も多く、ＨＷさんよりも意味障害が重篤だったＳＯさんでは無関連な語 / 非語の生起が際立った。つまり、意味 / 音韻障害の程度により誤反応パタンは相違した。

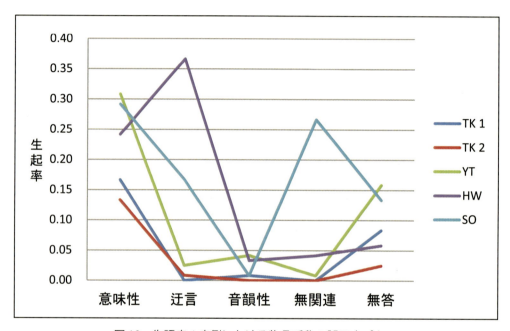

図 10　失語症 4 症例における物品呼称の誤反応パタン

---

[26] 意味障害を示したＨＷさんとＳＯさんの原因疾患はヘルペス脳炎、病巣部位はＨＷさんが左側頭葉下部、ＳＯさんは左側頭葉でＨＷさんより広範囲であった。両側・側頭葉は意味ネットワークの重要な部位（Patterson et al., 2007）で、左側頭葉下部は左半球に側性化した言語産出に関わる部位との強いつながりがある（Woollams et al., 2017）ことが知られている。なお、ＴＫさんは脳梗塞（左側頭葉皮質・皮質下から左前頭葉皮質・皮質下におよぶ病巣）でＹＴさんは脳出血（左被殻・視床、左側頭葉）であった。

図11は累積的音韻キューによる物品呼称の促通効果を示した。図11でケース名の下の数値は、物品呼称120課題での誤答数である。これら誤答に対して累積的音韻キューが与えられた。語頭音キュー（1 mora cue）の賦活性は、ＴＫさんの場合2時点の変化（26%→60%）が非常に顕著で、初回評価の2.3倍の促通効果がみられた。これは、前述したＴＫさんの音韻機能の回復が主な要因とみることができる。意味機能が保たれていたＹＴさんの語頭音キュー効果は46%と高く、累積的音韻キュー効果も91%とＴＫさんと同様に高くなった。一方、意味障害がみられたＨＷさんとＳＯさんの語頭音キュー効果は、それぞれ17%、3%と非常に低くなった。意味障害が重篤なＳＯさんの場合、累積的音韻キュー効果も39%と最も低くなった。全例において意味性錯語への語頭音キュー効果は、誤答全体でみた促通効果とほぼ同じで、意味機能が保たれた症例では音韻キュー効果が顕著だったが、意味障害がみられた症例では音韻キュー効果は低かった。これは、意味性錯語の由来が症例により異なることを示唆する。意味機能が保たれていたＴＫさんとＹＴさんは、音韻障害のために、意味的に類似した語の音韻表象を抑制することができない結果、意味性錯語が産出されてしまうのに対し、ＨＷさんとＳＯさんは、意味障害のために目標語を特化できるほどの意味表象の活性化が得られないため意味性錯語が産出される、と考えられる。

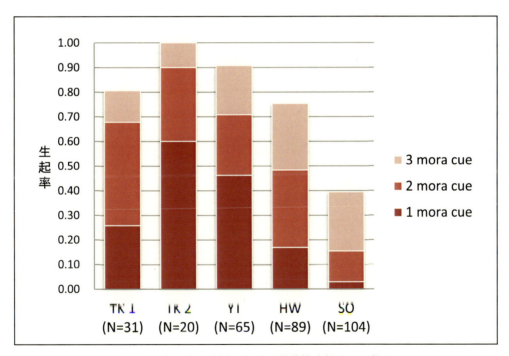

図11　失語症4症例における累積的音韻キュー効果

以上、失語症4症例の物品呼称成績、物品呼称の誤反応パタン、累積的音韻キュー効果は、意味／音韻障害の程度により説明することが可能であった。自験例による一連症例検討は、「呼称は意味と音韻の相互作用（意味⇔音韻）」であると捉えるトライアングル・モデルの枠組みが呼称障害の解釈に有効であることを明示したといえよう。

6.2 本検査の失語症患者への適用結果と解釈

前節「5. 本検査の妥当性と信頼性」で示した失語症患者 5 名の物品 / 動作呼称結果（図 9 参照）に「誤反応分析」と「キューによる呼称評価」の結果を加え、トライアングル・モデルの枠組みによる呼称障害の捉え方を用いた解釈例を示す。名詞と動詞の相違については、意味の相違（物品 object/ 行為 action）が品詞（名詞 / 動詞）の基礎となっており、文法範疇の情報は主に意味的制約[27] に基づく創発的特性 emerging property である（Vigliocco et al., 2011）という立場をとり、動作呼称についても、トライアングル・モデルの枠組みを用いることを試みる。

まず、失語症患者 5 名の意味と音韻の障害の程度を、佐藤ら（2007）が開発した言語検査の意味課題（単語 / 文の聴理解、意味連合）と音韻課題（単語 / 非語 / 文の復唱、単語 / 非語の拍結合[28]）の正答率で表 6 に示す。ＥＩさんの音韻障害は強く、ＹＩさん、ＹＴさんも音韻障害を示した。ＳＩさんの音韻機能は保たれ、ＭＵさんも比較的保たれていた。意味機能の低下はＹＩさん、ＭＵさんでみられた。ＹＴさん、ＳＩさん、ＥＩさんの意味機能は比較的保たれていた。

表 6 失語症患者 5 名における意味 / 音韻課題成績（正答率）

	EI	YI	YT	SI	MU
意味課題	0.87	0.67	0.90	0.90	0.70
音韻課題	0.26	0.52	0.56	0.93	0.81

以下に述べる失語症患者 5 名の物品 / 動作呼称障害についての解釈は、意味 / 音韻機能が比較的良好であったＳＩさん、意味機能は比較的保たれていたが重篤な音韻障害がみられたＥＩさん、音韻障害はＥＩさんほど重くはなかったが意味機能も低下していたＹＩさん、意味機能は比較的保たれていたが、ＹＩさんとほぼ同程度の音韻障害がみられたＹＴさん、音韻機能は比較的保たれていたが意味障害がみられたＭＵさんの順で提示する。

・失名辞失語ＳＩさんの場合

ＳＩさんの物品呼称成績は 45/54（83%）で、誤反応は意味性錯語 5 と迂言 4 であった。動作呼称成績は 48/54（89%）、動詞の誤反応はすべて意味性錯語で、「を」格の名詞句でも誤反応が 6 生起し、すべて意味性錯語であった。1 mora cue による物品呼称は 48/52（92%）、

27　Dell et al.（2008, p.589-590）は、意味 / 統語情報の処理ユニットからなる入力層と、出力層に単語のユニットがあるコネクショニスト・モデル（Gordon & Dell, 2003；分業モデル Division of Labor Model）を用いて、物品 / 動作呼称に意味と統語の両方の入力があると想定し、Berdt et al.(1997) が報告した失語症例における物品 / 動作呼称成績の二重解離を説明している。このモデルでは、意味 / 統語と単語の結合（semantic-to-lexical connection, syntactic-to-lexical connection）が "意味的制約" をもたらすといえる。

28　拍結合 mora concatenation とは、1 秒間に 1 mora ずつ聴覚提示したものを結合して言ってもらう（例：/a/ /to/ /ri//e/ →アトリエ）音韻操作能力をみる課題で、Patterson & Marcel（1992）が音韻失読 phonological dyslexia の音韻障害を評価する課題の一つとして用いた phonological blending（例：/kə/ /æ/ /tə/ → cat）の日本語への適用である。

累積的音韻キューにより正答が得られなかったのは 2/52（4%）であった。キューによる動作呼称は名詞句で 51/54（94%）、名詞句キューがきかなかったものに対する動詞の音韻キューの付加ですべての目標語が表出された。

ＳＩさんの意味性錯語は、語（名詞／動詞）の意味表象 semantic representation の不十分な活性化と音韻表象 phonological representation の脆弱化のために、目標語と意味的類似性がある語の表出を抑制できないために生じたと解釈することができる。音韻表象の活性化がさらに低下すると物品呼称での迂言が生じる可能性が高まる。物品呼称における音韻キューは目標語の音韻表象の活性化を促進し、音韻⇔意味の相互作用により目標語と意味的類似性がある語の意味表象の活性化を抑制するため正しい呼称に効果があったと思われる。ＳＩさんの動作呼称は、「を」格の名詞での喚語困難の影響と、軽度ながら動詞の喚語困難のために誤反応が生じたと考えられる。事実、「名詞句＋動詞の音韻」キューで、動作呼称の誤りは消失した。

・非流暢性失語ＥＩさんの場合

ＥＩさんの物品呼称成績は 27/54（50%）で、誤反応は無答が 18 と最も多く、意味性錯語 5、音韻性錯語 3、無関連語 1（トマト→トランプ：語頭音が同じ語だが、目標語の音韻的類似性が 50% 以下であるため、形式錯語には該当しない）を生起した。動作呼称成績は 19/54（35%）で、動詞の誤反応も無答が 25 と圧倒的に多く、意味性錯語 7、無関連語 3（例：刈る→拾っている）を生起した。つまり、ＥＩさんの物品／動作呼称の誤反応パタンは、無答が多数を占め意味性錯語もみられるという共通したものであった。動作呼称における「を」格の名詞における誤反応 2/24 は、意味性錯語と意味・音韻性錯語（セーターを脱ぐ→じゃんふう［セーターの意味性錯語ジャンパーの音韻性錯語と解釈できる］を脱いでいる）であった。表出された動詞句の助詞に誤りはみられなかった（0/26）。なおＥＩさんの場合、物品／動作呼称の正答率で相違（名詞＞動詞）を示したが、統計的有意差は認められなかった。

1 mora cue による物品呼称成績は 41/52（79%）、同一の刺激語 52 語における ‘音韻キュー無し’ の物品呼称正答率 52%（27/52）と比較して、音韻キュー効果（p＜0.001）が認められた。累積的音韻キューにより正答が得られなかったのは 5/52（10%）であった。名詞句キューによる動作呼称成績は 26/54（48%）、名詞句＋動詞の 1 mora cue で動詞の喚語が促進されたのは 19、「名詞句＋動詞の音韻」キューで目標語が生起できなかったのは 4/52（8%）であった。

音韻障害が重いが意味機能は比較的良好であるＥＩさんの場合、語の音韻表象の活性化が制限されているため物品呼称と動作呼称で無答が多く意味性錯語も生じる。物品呼称で際立った音韻キュー効果を示したのは、脆弱な音韻表象が活性化され音韻⇔意味の相互作用が増強したことによると考えられる。動作呼称で名詞句キュー効果が顕著ではなかったのは、音韻障害は著明であったが意味機能が保たれていたＥＩさんにとって、名詞句キューという意味的手がかりは動詞の喚語を促進する有力な情報とはならず、動詞の音韻表象を活性化させるには動詞の音韻キューが必要であったためと思われる。

・非流暢性失語ＹＩさんの場合

　ＹＩさんの物品呼称成績は 36/54（67%）で、誤反応は無答が 12 と最も多く、意味性錯語と保続がそれぞれ 3 生起した。動作呼称成績は 19/54（35%）、動詞の誤反応も無答が 26 と圧倒的に多く、意味性錯語 8 と無関連語 1 を生起した。つまり、ＹＩさんの物品／動作呼称の誤反応パタンは、無答が多数を占め意味性錯語もみられるという共通したものであった。前節で示したように物品／動作呼称成績の相違（名詞＞動詞）は、統計的に有意であった（p＜0.002）。動作呼称で表出された「を」格の名詞における誤反応 2/23 は、意味性錯語であった。表出された動詞句の助詞に誤りはみられなかった（0/21）。

　1 mora cue による物品呼称成績は 37/52（71%）、累積的音韻キューにより正答が得られなかったのは 5/52（10%）であった。名詞句キューによる動作呼称成績は 37/54（69%）で名詞句キュー効果（p＜0.001）がみられた。名詞句＋動詞の 1 mora cue で動詞の喚語が促進されたのは 8、「名詞句＋動詞の音韻」キューで目標語が生起できなかったのは 5/52（10%）であった。

　ＹＩさんの場合、語の意味／音韻表象の活性化が制限されているため、物品／動作呼称で無答の反応が多く生じた。ＥＩさんよりも音韻機能が保たれているＹＩさんでは、呼称における音韻キュー効果は顕著ではなかった。しかし、ＥＩさんと異なり意味機能の障害を認めたＹＩさんの場合、動作呼称における名詞句キュー効果が著しかった。これは、意味的手がかりにより動詞の喚語が促進された（意味→音韻）ことに加え、名詞句と共起する動詞句表出を誘発させる手がかりとして機能した（音韻→音韻）可能性があると思われる。意味機能低下を背景にした名詞句表出の抑制と動詞・音韻表象の脆弱性が、ＹＩさんの呼称成績が名詞＞動詞となった主な要因と思われる。

・非流暢性失語ＹＴさんの場合

　ＹＴさんの物品呼称成績は 46/54（85%）で、誤反応は意味性錯語 7 と無答 1 であった。動作呼称成績は 16/54（30%）、動詞の誤反応は無答が 22 と最も多く、意味性錯語は 13、表出された名詞句に関連する語 2、無関連語 1 であった。前節で示したように物品／動作呼称成績の相違（名詞＞動詞）は、統計的に有意であった（p＜0.0001）。動作呼称で表出された「を」格の名詞での誤反応は 5/34（意味性錯語 2、音韻性錯語 1、無関連語 1）であった。ＹＴさんの場合、表出された動詞句で助詞の誤りが生起した（5/28）。

　1 mora cue による物品呼称成績は 44/52（85%）、累積的音韻キューにより正答が得られなかったのは 4/52（8%）であった。名詞句キューによる動作呼称成績は 11/54（20%）、名詞句＋動詞の 1 mora cue で動詞の喚語が促進されたのは 25 であった。「名詞句＋動詞の音韻」キューで目標語がすべて生起した。

　ＹＴさんの場合、物品呼称と動作呼称の成績差（名詞＞動詞）が非常に顕著で、誤反応パタンが異なっていた。物品呼称成績は失名辞失語のＳＩさんと同等で、意味性錯語が多いこともＳＩさんと類似したことから、ＹＴさんの物品呼称障害は音韻表象の脆弱性と意味表象の不十

分な活性化で説明することが可能である。動作呼称成績はＹＴさんと同程度の音韻障害を示した非流暢性失語ＹＩさんと近接し、無答が多く生起したことも共通していた。ただし、ＹＴさんでは動詞句の助詞で誤りが生起し、名詞句キューによる動作呼称成績はＹＩさんに比べて非常に低かった（20% vs. 69%）。これは、ＹＴさんでは意味役割の付与や格パタンなど動詞産出に関与する文法的知識という意味情報の活性化が制限されているため、名詞句キューによる動詞の喚語（意味→音韻）が促進されにくかったと解釈できる。名詞と動詞の意味情報の活性化の相違が、ＹＴさんの呼称成績が名詞＞動詞となった主な要因と考えられる。

・混合性失語ＭＵさんの場合

　　ＭＵさんのキューによる呼称評価は２回目の検査実施（「5. 本検査の妥当性と信頼性」を参照のこと）後に行ったので、２回目の検査結果とキュー効果を示す。

　　ＭＵさんの物品呼称成績は 25/54（46%）で、誤反応は無答が 25 と圧倒的に多く、意味性錯語 2 と無関連語 1、保続 1 も生起した。動作呼称成績は 39/54（72%）、動詞の誤反応は無答が 7、意味性錯語は 4、表出された名詞句に関連する語 2（例：「棒を握る」→棒を折っています）、音韻性錯語を伴う複合名詞 1（「皿を回す」皿回し→「さる回し」）、無関連語 1 であった。前節で示したように物品／動作呼称成績の相違（名詞＜動詞）は、統計的に有意であった（p＜0.02）。なお、動作呼称で表出された「を」格の名詞における誤反応は 4/39（意味性錯語 2、指示代名詞「これ」2）で、表出された動詞句において助詞の誤りはみられなかった（0/37）。

　　1 mora cue による物品呼称成績は 34/52（65%）で、音韻キュー効果（p＜0.05）がみられた。累積的音韻キューにより正答が得られなかったのは 11/52（21%）であった。名詞句キューによる動作呼称成績は 40/54（74%）、名詞句＋動詞の 1 mora cue で動詞の喚語が促進されたのは 7 であった。「名詞句＋動詞の音韻」キューで目標語の動詞がすべて表出できた。

　　ＭＵさんの場合、意味／音韻表象の活性化が弱いため物品呼称で無答の反応が大多数となるが、音韻キューにより音韻表象の活性化と音韻⇔意味の相互作用が増強してキュー効果が生じたと解釈できる。一方、名詞句キューによる動作呼称の正答率は 74%、キューなしの動作呼称 72% とほぼ同じになった。これはＭＵさんの場合、動詞産出に関わる意味情報の活性化が比較的保たれているために、名詞句を提示しても動詞の音韻表象の促進（意味→音韻）が生じなかったと解釈できる。つまり動作呼称では、名詞の意味情報には含まれない動詞に関わる統語的意味情報が保たれていたため、意味⇔音韻の相互作用により動作呼称が物品呼称よりも良好となったと考えられる。

　　最後に、ＭＵさんの物品呼称成績（第 1 回検査結果）への単語属性の影響を、多変量解析の一つであるロジスティック回帰分析 logistic regression analysis を用いて検討した結果を示したい。解析には StatView ver.5 を用いた。

　　表 7 は、物品呼称成績（正答）を目的変数、六つの単語属性（意味カテゴリー：生物／人工物、

心像性、親密度、頻度、獲得年齢 AoA、語長 Mora）を説明変数として解析した結果である。語長（Wald=5.260, p = 0.022）と心像性（Wald=4.013, p = 0.045）が MU さんの物品呼称の正否を予測するのに寄与した。偏回帰係数から、語長の短い語ほど、また心像性の高い語ほど目標語が産出されやすいと解釈できる。語長は単語の音韻に関わる変数、心像性は単語の意味に関わる変数であるから、MU さんの物品呼称障害が意味／音韻表象の活性化および意味⇔音韻の活性化が弱いことに起因するという前述した解釈とも符合する結果である。臨床的示唆としては、MU さんの物品呼称セラピーの対象語選択において、語長と心像性を考慮する必要があるといえる。

表 7　MU さんの物品呼称成績を目的変数としたロジスティック回帰分析の結果

変　数	偏回帰係数	標準誤差	Wald	p 値	有意性判定
意味カテゴリー	0.833	0.915	0.830	0.362	
心像性	3.937	1.965	4.013	0.045	*
親密度	−4.328	2.968	2.126	0.145	
頻度	0.941	1.529	0.379	0.538	
AoA	0.751	0.403	3.482	0.062	
Mora	−2.070	0.902	5.260	0.022	*

〈付記〉

　健常者調査および本検査の失語症患者への実施と結果公表については、被験者／被験者家族の同意を得ており、著者が勤務する浴風会病院倫理審査委員会の承認を受けた。

文献

天野成昭, 近藤公久. (1999) NTT データベースシリーズ『日本語の語彙特性』第1巻 単語親密度. 東京：三省堂.

天野成昭, 近藤公久. (2000) NTT データベースシリーズ『日本語の語彙特性』第7巻 頻度. 東京：三省堂.

Arévalo, A., Perani, D., Cappa, S.F., Butler, A., Bates, E., & Dronkers, C. (2007). Action and object processing in aphasia: From nouns and verbs to the effect of manipulability. *Brain and Language, 100,* 79–94.

Berndt, R.S, Mitchum, C.C, Haendiges, A.N., & Sandson, J. (1997). Verb retrieval in aphasia. 1. Characterizing single word impairments. *Brain and Language. 56,* 68–106.

Best, W., Greenwood, A., Grassly, J., Herbert, R., Hickin, J., & Howard, D. (2013). Aphasia rehabilitation: Does generalisation from anomia therapy occur and is it predictable? A case series study. *Cortex, 49,* 2345–2357.

Best, W., Herbert, R., Hickin, J., Osborne, F. & Howard, D. (2002). Phonological and orthographic facilitation of word-retrieval in aphasia: Immediate and delayed effects. *Aphasiology, 16,* 151–168.

Bird, H. & Webster, J. (2000). *VAN-Verb and Noun Test.* Cornwall, UK: Stass Publications.

Bird, H., Howard, D., & Franklin, S. (2000). Why is a verb like an inanimate object? Grammatical category and semantic category deficits. *Brain and Language, 72,* 246–309.

Bird, H., Howard, D., & Franklin, S. (2003). Verb and nouns: The importance of being imageable. *Journal of Neurolinguistics, 16,* 113–149.

Bramão, I., Reis, A., Petersson, K.M., & Faísca, L. (2011). The role of color information on object recognition: A review and meta-analysis. *Acta Psychologia, 138,* 244–253.

Caramazza, A., & Hillis, A.E. (1991). Lexical organization of nouns and verbs in the brain. *Nature, 349,* 788–790.

Conroy, P., Sage, K., & Lambon Ralph, M.A. (2006). Towards theory-driven therapies for aphasic verb impairments: A review of current theory and practice. *Aphasiology, 20,* 1159–1185.

Crepaldi, D., Aggujaro, S., Arduino, L.S., Zonca, G., Ghirardi, G., Inzaghi, M.G., Colombo, M., Chierchia, G., & Luzzatti, C. (2006). Noun-verb dissociation in aphasia: The role of imageability and functional locus of the lesion. *Neuropsychologia,* 44, 73–89.

Daniele, A., Giustolisi, L., Silveri, M.C., Colosimo, C., & Gainotti, G. (1994). Evidence for a possible neuroanatomical basis for lexical processing of nouns and verbs. *Neuropsychologia, 32,* 1325–1341.

Dell, G.S. (1986). A spreading activation theory of retrieval in language production. *Psychological Review, 93,* 283–314.

Dell, G.S., Oppenheim, G.M., & Kittredge, A.K. (2008). Saying the right word at the right time: Syntagmatic and paradigmatic interference in sentence production. *Language and Cognitive Processes, 23,* 583–608.

Denes, G., &Dalla Barba, G. (1998). G.B. Vico, precursor of cognitive neuropsychology? The first reported case of noun-verb dissociation following brain damage. *Brain and Language, 62,* 29–33.

Druks, J., & Masterson, J. (2000). *An object and action naming battery.* Hove, UK: Psychology Press.

Druks, J., Masterson, J., Kopelman, M., Clare, L., Rose, A., & Rai, G. (2006). Is action naming better preserved (than object naming) in Alzheimer's disease and why should we ask? *Brain and Language, 98,* 332–340.

エスコアール. (2011, 2012, 2014). ActCard（言語訓練用絵カード アクトカード）1巻, 2巻, 3巻, 4巻. 千葉：エスコアール.

Foygel, D., & Dell, G.S. (2000). Models of impaired lexical access in speech production. *Journal of Memory and Language, 43,* 182–216.

藤田郁代, 物井寿子, 奥平奈保子, 植田恵, 小野久里子, 古谷二三代, 下垣由美子, 井口由子, 笹沼澄子 (2000). 『失語症語彙検査—単語の情報処理の評価—』. 千葉：エスコアール.

伏見貴夫, 辰巳格 (2005). 音韻機能の障害. 笹沼澄子編『言語コミュニケーション障害の新しい視点と介入理論』. 95–130. 東京：医学書院.

Gentner, D. (1981). Some interesting differences between verbs and nouns. *Cognition and Brain Theory, 4,* 161–178.

Gordon, J.K., & Dell, G.S.(2003). Learning to divide the labor: an account of deficits in light and heavy verb production. *Cognitive Science, 27,* 1–40.

Greenwood, A., Grassly, J., Hickin, J., & Best, W. (2010). Phonological and orthographic cueing therapy: A case of generalized improvement. *Aphasiology, 24,* 991–1016.

Harm, M.W., & Seidenberg, M.S. (2004). Computing the meanings of words in reading: Cooperative division of labor between visual and phonological processes. *Psychological Review, 111,* 662–720.

服部和江, 進藤美津子, 長塚紀子, 吉田敬 (2004). 失語症者における動詞の産生. 上智大学言語障害研究センター紀要, 7, 17–35.

Hickin, J., Best, W., Herbert, R., Howard, D. & Osborne, F. (2002). Phonological therapy for word-finding difficulties: A re-evaluation. *Aphasiology, 16,* 981–999.

Howard, D., & Gatehouse, C. (2006). Distinguishing semantic and lexical word retrieval deficits in people with aphasia. *Aphasiology, 20,* 921–950.

Howard, D., & Patterson, K. (1992). *Pyramid and palm trees: A test of semantic access from pictures and words.* Bury St. Edmunds, UK: Thames Valley Test Company.

勝木準 (2005). 動詞／名詞の選択的障害. 笹沼澄子編『言語コミュニケーション障害の新しい視点と介入理論』. 57–74. 東京：医学書院.

Kegl, J. (1995). Levels of representation and units of access relevant to agrammatism, *Brain and Language, 50,* 151–200.

Kemmerer, D., Tranel, D. (2000). Verb retrieval in brain-damaged subjects: 1. Analysis of stimulus, lexical, and conceptual factors. *Brain and Language, 73,* 347–392.

Kim,M., & Thompson, C.K. (2000). Patterns of comprehension and production of nouns and verbs in agrammatism: Implications for lexical organization. *Brain and Language, 74,* 1–25.

小嶋知幸, 宇野彰, 餅田亜希子, 中野洋, 加藤正弘 (1995). 失語症者の助詞選択に関する計量国語学的検討 (1) —名詞と助詞の結びつきを中心に—. 失語症研究, 15, 249–261.

小島義次, 龍浩志, 植村研一, 横山徹夫, 今村陽子 (1990). 失語症患者における動詞と名詞の産生について. 神経心理学, 6, 172–178.

久保田純子, 藤田郁代, 橋本律夫 (2005). 失語症における名詞と動詞の呼称能力の乖離. 言語聴覚研究, 2, 3–12.

Laine, M., & Martin, N. (2006). *Anomia: Theoretical and Clinical Aspects.* East Sussex, UK: Psychology Press. (マッティ・ライネ , ネイデン・マーティン著. 佐藤ひとみ訳 (2010). 失名辞（アノミア）—失語症モデルの現在と新地平—. 東京：医学書院).

Lambon Ralph, M.A., Moriarty, L., & Sage, K. (2002). Anomia is a reflection of semantic and phonological impairments: evidence from a case-series study. *Aphasiology, 16,* 56–82.

Lambon Ralph, M.A., & Patterson, K. (2005). Acquired disorders of reading. In M.J. Snowling, M.S. Seidenberg, & C. Hulme (Eds.), *The Science of Reading. A Handbook.* (pp.413–430). Oxford: Blackwell.

Lee, M., & Thompson, C.K. (2004). Agrammatic aphasic production and comprehension of unaccusative verbs in sentence contexts. *Journal of Neurolinguistics, 17,* 315–330.

Lorenz, C., & Lyndsey, N. (2007). Orthographic cueing in anomic aphasia: How does it work?. *Aphasiology, 21,* 670–686.

Masterson, J., & Druks, J. (1998). Description of a set of 164 nouns and 102 verbs matched for printed word frequency, familiarity and age-of-acquisition. *Journal of Neurolinguistics, 11,* 331–354.

Mätzig, S., Druks, J., Masterson, J., & Vigliocco, G. (2009). Noun and verb differences in picture naming: Past studies and new evidence. *Cortex, 45,* 738–758.

McCarthy, R., & Warrington, E.K. (1985). Category specificity in an agrammatic patient: The relative impairment of verb retrieval and comprehension. *Neuropsychologia, 23,* 709–727.

Miozzo, A., Soardi, M., & Cappa, S.F. (1994). Pure anomia with spared action naming due to a left temporal lesion. *Neuropsychologia, 32,* 1101–1109.

Nickels, L., & Howard, D. (1994). A frequent occurrence? factors affecting the production of semantic errors in aphasic naming. *Cognitive Neuropsychology, 11,* 289–320.

Nickels, L., & Howard, D. (1995). Aphasic Naming: What matters. *Neuropsychologia, 33,* 1281–1303.

奥平奈保子, 物井寿子 (2000). 失語症語彙検査の開発―失語症患者の症状解析を中心に―. 失語症研究, 20, 234–243.

Östberg, P. (2003). 18th century cases of noun-verb dissociation: The contribution of Carl Linnaeus. *Brain and Language, 84,* 448–450.

Patterson, K., & Hodges, J.R. (1992). Deterioration of word meaning: Implications for reading. *Neuropsychologia, 30,* 1025–1040.

Patterson, K., Lambon Ralph, M.A. (1999). Selective disorders of reading? *Current Opinion in Neuropsychology, 9,* 235–239.

Patterson, K., & Marcel, A. (1992). Phonological ALEXIA or PHONOLOGICAL alexia? In J. Alegria, D., Holender, J., J. Junca de Morais, & M. Radeau (Eds.), *Analytic Approaches to Human Cognition.* (pp.259–274). Amsterdam: Elsevier Science Publishers.

Patterson, K., Nestor, P.J., & Rogers, T.T. (2007). Where do you know what you know? The representation of semantic knowledge in the human brain. *Nature Reviews. Neuroscience, 8,* 976–987.

Perani, D., Cappa, S.F., Schnur, T., Tettamanti, M., Collina, S., Rosa, M.M., & Fazio, F. (1999). The neural correlates of verb and noun processing: A PET study. *Brain, 122,* 2337–2344.

Saccuman, M.C., Cappa, S.F., Bates, E.A., Arevalo, A., Della Rosa, P., Danna, M., & Perani, D. (2006). The impact of semantic reference on word class: an fMRI study of action and object naming. Neuroimage, 32, 1865–1878.

阪本一郎 (1984). 『新教育基本語彙』. 東京：学芸図書.

佐久間尚子, 伊集院睦雄, 伏見貴夫, 辰巳格, 田中正之, 天野成昭, 近藤公久 (2005). NTT データベースシリーズ『日本語の語彙特性』第 8 巻 単語心像性. 東京：三省堂.

佐久間淳一, 加藤重広, 町田健 (2004).『今から言語学を始める人のための入門書』東京：研究社.

Sato, H. (2007). Acquired dyslexia in Japanese: Implications for Reading Theory. Unpublished PhD thesis, University of London.

Sato, H., Patterson, K., Fushimi, T., Maxim, J., & Bryan, K. (2008). Deep dyslexia for kanji and phonological dyslexia for kana: Different manifestations from a common source. *Neurocase, 14,* 508–524.

佐藤ひとみ, 岩村友莉, 浅川伸一 (2013a). どのように呼称障害は回復するのか？－トライアングル・モデルの枠組みを用いた失名辞の実験的研究－. 神経心理学, 29, 143–156.

佐藤ひとみ, 浦野雅世, 伏見貴夫 (2007). 失語症患者における音韻障害と意味障害. 第10回認知神経心理学研究会抄録, 24–25. 倉敷.

佐藤ひとみ, 浦野雅世, 三村將 (2013b). 失名辞失語患者の呼称障害. 神経心理学, 29, 121.

佐藤ひとみ, 山﨑友莉, 押見菜奈, 八田美鳥, 吉田亮一 (2010). 呼称セラピーの効果はどこまで続くのか？：単一症例検討. 高次脳機能研究, 30, 193.

Seidenberg, M., & McClelland, J.L. (1989). A distributed, developmental model of word recognition and naming. *Psychological Review, 96,* 523–568.

Silveri, M.C., & Di Betta, A.M. (1997). Noun-verb dissociation in brain-damaged patients: Further evidence. *Neurocase, 3,* 477–488.

宗宮喜代子 (2007). 英語と日本語の「時制・相」について. 東京外国語大学論集, 73, 1–19.

Sörös, P., Cornelissen, K., Laine, M., & Salmelin, R. (2003). Naming actions and objects: cortical dynamics in healthy adults and in an anomic patient with a dissociation in action/object naming. *Neuroimage,* 19, 1787–1801.

滝沢透, 浅野紀美子, 森宗勧, 村井俊哉, 濱中淑彦 (2002). 失語症患者の呼称における名詞と動詞の二重解離. 神経心理学, 18, 84–91.

谷口秀治 (2005) 日本語教育における動詞の分類について. 大分大学留学生センター紀要2, 53–63.

Tatsumi, I, Fushimi, T., Sadato, N., Kawashima, R., Yokoyama, E., Kanno, I., & Senda, M. (1999). Verb generation in Japanese: A multicenter PET activation study. *Neuroimage, 9,* 154–164.

Thompson, C.K., Lange, K.L., Schneider, S.L., & Shapiro, L.P.(1997). Agrammatic and non-brain damaged subjects' verb and verb argument structure production. *Aphasiology, 11,* 473–490.

Tranel, D., Manzel, K., Asp, E., & Kemmerer, D. (2008). Naming dynamic and static actions: Neuropsychological evidence. *Journal of Physiology-Paris, 102,* 80–94.

Tyler, L.K., Bright, P., Fletcher, P., & Stamatakis, E.A. (2004). Neural processing of nouns and verbs: the role of inflectional morphology. *Neuropsychologia, 42,* 512–523.

Tyler, L.K., Russell, R., Fadili, J., & Moss, H.E. (2001). The neural representation of nouns and verbs: PET studies. *Brain, 124,* 1619–1634.

Vigliocco, G., Vinson, D.P., Druks, J., Barber, H., & Cappa, S.F. (2011). Nouns and verbs in the brain: A review of behavioural, electrophysiological, neuropsychological and imaging studies. *Neuroscience and Behavioral Reviews, 35,* 407–426.

Vigliocco, G., Warren, J., Siri, S., Arciuli, J., Scott, S., & Wise, R. (2006). The role of semantics and grammatical class in the neural representation of words. *Cerebral Cortex, 16,* 1790–1796.

Vinson, D.P., & Vigliocco, G. (2002). A semantic analysis of grammatical class impairments: semantic representations of object nouns, action nouns and action verbs. *Journal of Neurolinguistics, 15,* 317–351.

Wilshire, C.E. (2008). Cognitive neuropsychological approaches to word production in aphasia: Beyond boxes and arrows. *Aphasiology, 22,* 1019–1053.

Woollams, A., Cooper-Pye, E., Hodges, J.R., & Patterson, K. (2008). Anomia: A doubly typical signature of semantic dementia. *Neuropsychologia, 46,* 2503–2514.

Woollams, A., Londley, L.J., Pobric, G., & Hoffman, P. (2017). Laterality of anterior temporal lobe repetitive transcranial magnetic stimulation determines the degree of disruption in picture naming. *Brain Structure and Function,222,* 3749–3759.

Wynn, S., Whitworth, A., & Claessen, M, (2017). Can we separate verbs from their argument structure? A group study in aphasia. *International Journal of Language & Communication Disorders, 52,* 59–70.

横山絵里子, 長田乾 (2000). 動詞生成にかかわる脳の領域―PET 脳賦活測定による検討―. 失語症研究, 20, 211–221.

吉田敬 (2012). Broca 失語における自動詞文の格付与―名詞の有生性と意味役割が格付与に及ぼす影響―. 高次脳機能研究, 32, 525–532.

添付資料

〈資料 1〉

表 A–1 　検査動詞の言語学的分類 ･･････････････････････････ 46

表 A–2 　付録自動詞の言語的分類 ･･････････････････････････ 47

〈資料 2〉

表 B–1 　検査名詞 54 語の心像性別単語属性 ･･････････････････ 48

表 B–2 　検査動詞 54 語の心像性別単語属性 ･･････････････････ 48

表 B–3 　付録自動詞 14 語の非能格 / 非対格別単語属性 ･･･････ 48

〈資料 3〉

表 C–1 　検査名詞 54 語の単語属性値と名称一致率 ･･････････ 49

表 C–2 　検査動詞 54 語の単語属性値と名称一致率 ･･････････ 50

表 C–3 　付録自動詞 14 語の単語属性値と名称一致率 ･･･････ 51

表 C–4 　キューによる動作呼称・「を」格の名詞 48 語の単語属性値 ･･････ 52

〈資料 4〉

表 D–1 　健常者 100 名が表出した検査名詞の同義表現 ･･････ 53

表 D–2 　健常者 100 名が表出した検査動詞の同義表現 ･･････ 55

〈資料 5〉

表 E–1 　健常者 100 名が表出した動作呼称における「を」格の名詞 ･････････ 61

表 E–2 　健常者 100 名の動作呼称における主語と動詞形態の生起率 ･････････ 62

表 E–3 　健常者 100 名の付録・動作呼称における主語と動詞形態の生起率 ･･･ 63

46

表 A-1　検査動詞の言語学的分類

ID	単語	読み	動詞句 （〜を〜する）	「を」格の 名詞	例文	動作主	自/他 動詞分類	格パタン			項	
V1	上がる	あがる	階段を上がる	階段	男の人が階段を上がる	人	自動詞	が	「を」		二項動詞	※1
V2	開ける	あける	箱を開ける	箱	男の人が箱を開ける	人	他動詞	が	を		二項動詞	
V3	洗う	あらう	食器を洗う	食器	（流しで）食器を洗う	人＊	他動詞	が	を		二項動詞	
V4	合わせる	あわせる	手を合わせる	手	手を合わせる	人＊	他動詞	が	を		二項動詞	※2
V5	入れる	いれる	手紙を入れる	手紙	男の人がポストに手紙を入れる	人	他動詞	が	を	に	三項動詞	
V6	植える	うえる	花を植える	花	（シャベルで）花を植える	人＊	他動詞	が	を	(に)	二項動詞	※3
V7	打つ	うつ	釘を打つ	釘	（金槌で）木に釘を打つ	人＊	他動詞	が	を		二項動詞	※4
V8	押す	おす	ブザーを押す	ブザー	ブザーを押す	人＊	他動詞	が	を		二項動詞	
V9	落とす	おとす	ハンカチを落とす	ハンカチ	女の人がハンカチを落とす	人	他動詞	が	を		二項動詞	※5
V10	降りる	おりる	階段を降りる	階段	男の人が階段を降りる	人	自動詞	が	「を」		二項動詞	
V11	降ろす	おろす	箱を降ろす	箱	男の人が棚から箱を降ろす	人	他動詞	が	を	から	三項動詞	※6
V12	書く	かく	字を書く	字	（ペンで）字を書く	人＊	他動詞	が	を		二項動詞	
V13	数える	かぞえる	りんごを数える	りんご	男の子がりんごを数える	人	他動詞	が	を		二項動詞	
V14	かぶる	かぶる	帽子をかぶる	帽子	女の人が帽子をかぶる	人	他動詞	が	を		二項動詞	
V15	刈る	かる	稲を刈る	稲	（鎌で）稲を刈る	人＊	他動詞	が	を		二項動詞	
V16	聞く	きく	音楽を聞く	音楽	男の人が（ステレオで）音楽を聞く	人	他動詞	が	を		二項動詞	
V17	切る	きる	爪を切る	爪	（爪切りで）爪を切る	人＊	他動詞	が	を		二項動詞	
V18	着る	きる	着物を着る	着物	女の人が着物を着る	人	他動詞	が	を		二項動詞	
V19	漕ぐ	こぐ	ボートを漕ぐ	ボート	男の人が（オールで）ボートを漕ぐ	人	他動詞	が	を		二項動詞	
V20	壊す	こわす	家を壊す	家	（ショベルカーで）家を壊す	人＊	他動詞	が	を		二項動詞	
V21	締める	しめる	ネジを締める	ネジ	（ドライバーで）ネジを締める	人＊	他動詞	が	を		二項動詞	
V22	閉める	しめる	ドアを閉める	ドア	女の人がドアを閉める	人	他動詞	が	を		二項動詞	
V23	吸う	すう	たばこを吸う	たばこ	男の人がたばこを吸う	人	他動詞	が	を		二項動詞	
V24	捨てる	すてる	ごみを捨てる	ごみ	ごみを捨てる	人＊	他動詞	が	を		二項動詞	
V25	叩く	たたく	太鼓を叩く	太鼓	男の人が（ばちで）太鼓を叩く	人	他動詞	が	を		二項動詞	
V26	畳む	たたむ	布団を畳む	布団	男の子が布団を畳む	人	他動詞	が	を		二項動詞	
V27	建てる	たてる	家を建てる	家	大工さんが家を建てる	人	他動詞	が	を		二項動詞	
V28	食べる	たべる	ご飯を食べる	ご飯	男の子がご飯を食べる	人	他動詞	が	を		二項動詞	
V29	摘む	つむ	花を摘む	花	女の人が花を摘む	人	他動詞	が	を		二項動詞	
V30	釣る	つる	魚を釣る	魚	男の人が（釣竿で）魚を釣る	人	他動詞	が	を		二項動詞	
V31	跳ぶ	とぶ	跳び箱を跳ぶ	跳び箱	男の子が跳び箱を跳ぶ	人	自動詞	が	「を」		二項動詞	
V32	投げる	なげる	ボールを投げる	ボール	男の子がボールを投げる	人	他動詞	が	を		二項動詞	
V33	握る	にぎる	棒を握る	棒	（手で）棒を握る	人＊	他動詞	が	を		二項動詞	
V34	脱ぐ	ぬぐ	セーターを脱ぐ	セーター	男の人がセーターを脱ぐ	人	他動詞	が	を		二項動詞	
V35	塗る	ぬる	バターを塗る	バター	パンに（バターナイフで）バターを塗る	人＊	他動詞	が	を	に	三項動詞	
V36	飲む	のむ	薬を飲む	薬	男の人が薬を飲む	人	他動詞	が	を		二項動詞	
V37	測る	はかる	体温を測る	体温	女の人が（体温計で）体温を測る	人	他動詞	が	を		二項動詞	
V38	履く	はく	靴を履く	靴	（靴べらで）靴を履く	人＊	他動詞	が	を		二項動詞	
V39	運ぶ	はこぶ	荷物を運ぶ	荷物	男の子が荷物を運ぶ	人	他動詞	が	を		二項動詞	
V40	貼る	はる	切手を貼る	切手	封筒に切手を貼る	人＊	他動詞	が	を	に	三項動詞	
V41	引く	ひく	綱を引く	綱	綱を引く	人＊	他動詞	が	を		二項動詞	
V42	弾く	ひく	ピアノを弾く	ピアノ	女の人がピアノを弾く	人	他動詞	が	を		二項動詞	
V44	吹く	ふく	笛を吹く	笛	男の人が笛を吹く	人	他動詞	が	を		二項動詞	
V43	拭く	ふく	テーブルを拭く	テーブル	女の人が（布巾で）テーブルを拭く	人	他動詞	が	を		二項動詞	
V45	踏む	ふむ	草を踏む	草	（長靴で）草を踏む	人＊	他動詞	が	を		二項動詞	
V46	干す	ほす	布団を干す	布団	女の人が（ベランダに）布団を干す	人	他動詞	が	を		二項動詞	
V47	掘る	ほる	穴を掘る	穴	男の人が（スコップで）（地面に）穴を掘る	人	他動詞	が	を		二項動詞	
V48	撒く	まく	水を撒く	水	女の人が（ホースで）水を撒く	人	他動詞	が	を		二項動詞	
V49	回す	まわす	皿を回す	皿	男の人が（棒で）皿を回す	人	他動詞	が	を		二項動詞	
V50	磨く	みがく	歯を磨く	歯	女の人が（歯ブラシで）歯を磨く	人	他動詞	が	を		二項動詞	
V51	見る	みる	テレビを見る	テレビ	女の人がテレビを見る	人	他動詞	が	を		二項動詞	
V52	焼く	やく	魚を焼く	魚	（網で）魚を焼く	人＊	他動詞	が	を		二項動詞	
V53	読む	よむ	本を読む	本	女の人が本を読む	人	他動詞	が	を		二項動詞	
V54	割る	わる	卵を割る	卵	卵を割る	人＊	他動詞	が	を		二項動詞	

脚注1：［動作主］欄の「人＊」は、刺激絵に動作主の顔が描かれていないもの（54課題の内、19課題）を示す。

脚注2：［例文］の欄で（　）を付けたものは、動詞が要求する要素ではない「付加部 adjunct」である。

脚注3：［項］の欄、二項動詞、三項動詞の説明は、本書 p.9　注8を参照のこと。

脚注4：※1〜※6の説明は、p.47に記載。

47

表 A-2　付録自動詞の言語学的分類

ＩＤ	単語	読み	例文	主語	自動詞の種類	格パタン	項
V55	歩く	あるく	男の人が歩く	人	非能格	が	一項動詞
V56	落ちる	おちる	りんごが（木から）落ちる	りんご	非対格	が	一項動詞
V57	泳ぐ	およぐ	男の子が（プールで）泳ぐ	人	非能格	が	一項動詞
V58	転ぶ	ころぶ	男の子が転ぶ	人	非対格	が	一項動詞
V59	沈む	しずむ	夕日が（山に）沈む	夕日	非対格	が	一項動詞
V60	倒れる	たおれる	自転車が倒れる	自転車	非対格	が	一項動詞
V61	飛ぶ	とぶ	鳥が（空を）飛ぶ	鳥	非能格	が	一項動詞
V62	泣く	なく	赤ちゃんが泣く	人	非能格	が	一項動詞
V63	鳴る	なる	鐘が鳴る	鐘	非対格	が	一項動詞
V64	走る	はしる	子どもが走る	人	非能格	が	一項動詞
V65	吠える	ほえる	犬が吠える	犬	非能格	が	一項動詞
V66	回る	まわる	コマが回る	コマ	非対格	が	一項動詞
V67	沸く	わく	お湯が沸く	お湯	非対格	が	一項動詞
V68	笑う	わらう	子どもが笑う	人	非能格	が	一項動詞

脚注1：［例文］の欄で（　　）を付けたものは、動詞が要求する要素ではない「付加部 adjunct」である。

脚注2：［自動詞の種類］の欄、非能格動詞と非対格動詞については、本書 p.10　注 10 を参照のこと。

〈p.46　脚注　続き〉

脚注5：※1、※3、※4、※6については、以下の場合、項構造が変わる。
　　　※1「幕が上がる」の場合、「上がる」は一項動詞。
　　　※3「植木鉢に」があれば、「植える」は三項動詞。このため［格パタン］の欄では、（に）と記載した。
　　　※4「木に釘を打ち込む」という複合動詞の場合は、三項動詞。「打ち込む」は、打撃によって釘が壁などの物体に入っていく必要が
　　　　あり、この物体が着点項として加わるためである。
　　　※6「（動作主が）持っていた箱」の場合、「降ろす」は二項動詞。

脚注6：※2「手を合わせる」は、再帰動詞的と考えられる。『再帰動詞的』とは、「胸を痛める」「頭を下げる」など目的語に身体部分をとり
　　　　目的語の所有格が主語に限られる場合、他動詞ながら全体としては一項述語として働くパタンを指す。

脚注7：※5　同じ絵で「ハンカチが落ちる」（一項動詞）も可能である。健常者 100 名中 6 名が、この表現を用いた。

脚注8：［格パタン］欄で、をに「　」を付けたものは、動作の対象ではなく動作の地点を表わすものである。

表 B-1　検査名詞 54 語の心像性別単語属性

		高心像語（N=27）	低心像語（N=27）
心像性			
	平均	6.37	5.32
	範囲	6.09–6.91	4.09–6.03
	標準偏差	0.22	0.47
親密度			
	平均	6.39	5.65
	範囲	5.91–6.63	4.34–6.44
	標準偏差	0.16	0.53
頻度			
	平均	3.64	2.94
	範囲	2.82–4.71	1.81–4.30
	標準偏差	0.45	0.84
獲得年齢			
	平均	1.56	1.48
	範囲	1–5	1–5
	標準偏差	1.13	1.03
語長（モーラ）			
	平均	3.11	2.54
	範囲	1–6	2–5
	標準偏差	1.00	0.57

表 B-2　検査動詞 54 語の心像性別単語属性

		高心像語（N=27）	低心像語（N=27）
心像性			
	平均	5.10	4.56
	範囲	4.83–5.63	3.71–4.80
	標準偏差	0.22	0.24
親密度			
	平均	6.16	5.69
	範囲	5.63–6.56	4.34–6.41
	標準偏差	0.25	0.41
頻度			
	平均	3.77	3.25
	範囲	2.00–5.18	1.58–4.72
	標準偏差	0.69	0.86
獲得年齢			
	平均	1.00	1.04
	範囲	1–1	1–2
	標準偏差	0.00	0.19
語長（モーラ）			
	平均	2.33	2.67
	範囲	2–3	2–4
	標準偏差	0.47	0.61

表 B-3　付録自動詞 14 語の非能格 / 非対格別単語属性

		非能格動詞（N=7）	非対格動詞（N=7）
心像性			
	平均	5.46	4.81
	範囲	5.00–5.71	4.54–4.94
	標準偏差	0.25	0.13
親密度			
	平均	6.31	5.91
	範囲	5.63–6.59	5.50–6.16
	標準偏差	0.30	0.19
頻度			
	平均	3.56	3.59
	範囲	1.38–4.32	2.76–4.30
	標準偏差	0.94	0.55
獲得年齢			
	平均	1	1
	範囲	1	1
	標準偏差	0	0
語長（モーラ）			
	平均	2.71	2.86
	範囲	2–3	2–4
	標準偏差	0.45	0.64

表 C-1　検査名詞 54 語の単語属性値と名称一致率

ID	Test SQ	単語	読み	自動詞比較	心像性	Mora	Vimag	FAV	Freq	頻度	AoA	基本語彙	名称一致	目標語	同義表現
N1	22	顎	あご	Imag	L	2	4.77	4.59	2.01	102	1	A1	100	98	2
N2	12	足	あし		L	2	5.86	6.44	4.30	19920	1	A1	99	71	28
N3	41	石	いし	Freq	H	2	6.20	6.47	3.73	5334	1	A1	100	96	4
N4	35	兎	うさぎ	Imag	L	3	5.23	5.44	2.26	184	1	A1	100	99	1
N5	45	鎌	かま	Imag	L	2	4.53	4.84	2.09	122	1	A1	95	94	1
N6	51	髪	かみ		H	2	6.20	6.34	3.52	3283	1	A1	100	60	40
N7	17	瓦	かわら	Imag	L	3	4.94	5.47	3.17	1474	1	A1	99	99	0
N8	53	櫛	くし	Freq	L	2	4.09	4.34	1.81	65	1	A1	100	99	1
N9	6	雲	くも		H	2	6.20	6.31	3.59	3091	1	A1	100	100	0
N10	27	顕微鏡	けんびきょう	Imag	L	5	5.29	5.44	2.86	723	3	B1	99	97	2
N11	13	黒板	こくばん	FAV	H	4	6.09	5.91	2.82	665	1	A1	100	100	0
N12	14	琴	こと	FAV	L	2	5.17	5.56	3.10	1250	1	A1	97	97	0
N13	20	米	こめ		H	2	6.34	6.63	4.45	28116	1	A1	99	87	12
N14	10	財布	さいふ		L	3	5.97	6.13	3.31	2039	1	A1	100	96	4
N15	23	自転車	じてんしゃ	FAV	H	4	6.54	6.47	3.89	7809	1	A1	100	98	2
N16	25	城	しろ	Imag	L	2	5.43	5.84	3.32	2074	1	A1	100	99	1
N17	21	扇子	せんす	Imag	L	3	5.09	4.97	2.35	226	1	A1	99	96	3
N18	19	線路	せんろ	Imag	L	3	5.37	5.88	3.38	2376	1	A1	100	90	10
N19	48	草履	ぞうり	Imag	L	3	4.63	5.22	2.03	107	1	A1	96	93	3
N20	32	タオル	たおる		H	3	6.66	6.50	3.04	1101	1	A1	94	91	3
N21	2	タクシー	たくしー	FAV, Freq	H	4	6.40	6.47	3.84	6878	3	B1	99	99	0
N22	3	蝶々	ちょうちょう		L	4	5.21	5.03	2.45	279	1	A1	99	40	59
N23	26	チョコレート	ちょこれーと		H	5	6.74	6.53	3.04	1102	2	A2	100	89	11
N24	38	机	つくえ		H	3	6.23	6.22	3.61	4086	1	A1	100	93	7
N25	1	手	て		H	1	6.23	6.41	4.71	50737	1	A1	100	60	40
N26	8	灯台	とうだい	FAV	L	4	5.31	5.81	2.72	522	2	A2	94	94	0
N27	24	トマト	とまと		H	3	6.91	6.41	3.25	1785	1	A1	99	99	0
N28	44	トラック	とらっく		H	4	6.40	6.56	3.98	9543	1	A1	95	78	17
N29	42	ナイフ	ないふ	FAV, Freq	H	3	6.34	6.38	3.44	2749	1	A1	100	93	7
N30	30	波	なみ	FAV	L	2	5.74	6.16	3.86	7193	1	A1	94	86	8
N31	9	涙	なみだ	Freq	H	3	6.09	6.41	3.86	7181	1	A1	90	89	1
N32	16	ネクタイ	ねくたい		H	4	6.54	6.31	3.21	1613	4	A1	100	99	1
N33	47	ノート	のーと		H	3	6.23	6.56	3.49	3096	1	A1	99	96	3
N34	33	肺	はい	FAV	L	2	5.40	6.03	3.56	3668	3	B1	98	97	1
N35	18	バイオリン	ばいおりん	FAV	H	5	6.49	6.25	3.21	1613	1	A1	96	96	0
N36	34	バス	ばす	Freq	H	2	6.54	6.53	4.07	11801	1	A1	100	97	3
N37	31	バット	ばっと	Freq	H	3	6.11	6.09	3.34	2188	5	B3	100	98	2
N38	46	羽	はね	Imag	L	2	5.34	5.88	3.09	1233	1	A1	100	98	2
N39	28	ビール	びーる	Freq	H	3	6.71	6.56	3.80	6357	1	A1	99	85	14
N40	50	瓶	びん		L	2	5.23	5.59	3.27	1846	1	A1	100	87	13
N41	29	筆	ふで	Imag	L	2	5.49	5.84	3.26	1821	1	A1	100	96	4
N42	11	ヘリコプター	へりこぷたー	Freq	H	6	6.43	6.44	3.69	4902	4	B2	100	99	1
N43	5	ベルト	べると	FAV	L	3	5.91	5.94	2.96	903	4	B2	100	100	0
N44	52	ベンチ	べんち		L	3	6.03	6.34	3.47	2940	2	A2	100	98	2
N45	39	弁当	べんとう	Freq	L	4	5.91	6.34	3.44	2739	1	A1	100	91	9
N46	7	ポスト	ぽすと	FAV, Freq	H	3	6.31	6.47	4.04	10948	1	A1	100	85	15
N47	36	窓	まど	FAV	H	2	6.14	6.28	3.79	6119	1	A1	100	97	3
N48	54	ミシン	みしん	Freq	H	3	6.29	6.19	2.84	692	3	B1	100	97	3
N49	10	門	もん	Imag, FAV	L	2	5.37	5.97	3.66	4572	1	A1	97	80	17
N50	49	山	やま	Freq	H	2	6.14	6.47	4.06	11469	1	A1	99	96	3
N51	43	百合	ゆり	Imag	L	2	4.97	5.38	1.89	77	1	A1	96	91	5
N52	37	ライター	らいたー	FAV	L	4	6.01	5.97	2.97	941	5	B3	100	97	3
N53	4	ラジオ	らじお	Freq	H	3	6.60	6.50	3.94	8696	1	A1	100	93	7
N54	15	ランプ	らんぷ	Imag	L	3	5.54	6.13	2.93	856	1	A1	100	94	6

脚注1：Mora：モーラ数、Vimag：文字単語 心像性、FAV：音声文字単語 親密度、Freq：頻度を対数変換（log10）した数値、AoA（獲得年齢）：『新教育基本語彙』（阪本 ,1984）でA1、A2、B1、B2、B3と分類されたもの（[基本語彙]の欄に記載）を1～5の数値に変換したもの。

脚注2：名称一致＝目標語＋同義表現で、それぞれ健常者100名における生起率である。

脚注3：[自動詞比較]とは、付録自動詞14語の心像性（Imag）、親密度（FAV）、頻度（Freq）それぞれと属性値を統制した名詞を示している。

表 C-2　検査動詞 54 語の単語属性値と名称一致率

ID	Test SQ	単語	読み	心像性	Mora	Vimag	FAV	Freq	頻度	AoA	基本語彙	名称一致	目標語	同義表現
V1	36	上がる	あがる	L	3	4.71	6.03	4.34	21952	1	A1	98	23	75
V2	18	開ける	あける	H	3	4.86	6.13	3.97	9251	1	A1	94	77	17
V3	7	洗う	あらう	H	3	5.09	6.25	3.59	3903	1	A1	99	96	3
V4	12	合わせる	あわせる	L	4	4.40	5.97	4.50	31637	1	A1	98	66	32
V5	20	入れる	いれる	L	3	4.629	5.97	4.72	52155	1	A1	98	41	57
V6	31	植える	うえる	L	3	4.80	5.63	3.51	3270	1	A1	94	68	26
V7	13	打つ	うつ	H	2	5.00	6.28	4.12	13269	1	A1	100	91	9
V8	17	押す	おす	H	2	5.29	6.31	3.94	8663	1	A1	100	70	30
V9	52	落とす	おとす	L	3	4.71	6.13	3.97	9259	1	A1	100	84	16
V10	10	降りる	おりる	H	3	4.83	5.94	3.73	5320	1	A1	100	96	4
V11	40	降ろす	おろす	L	3	4.66	5.84	3.04	1088	1	A1	98	71	27
V12	50	書く	かく	H	2	5.20	6.47	4.67	47254	1	A1	98	98	0
V13	26	数える	かぞえる	L	4	4.60	6.09	3.70	4955	1	A1	96	96	0
V14	15	かぶる	かぶる	L	3	4.69	5.78	3.51	3236	1	A1	91	89	2
V15	29	刈る	かる	L	2	4.71	5.59	2.64	439	1	A1	99	63	36
V16	21	聞く	きく	H	2	5.26	6.38	4.85	70067	1	A1	100	95	5
V17	6	切る	きる	L	2	4.80	6.41	4.29	19318	1	A1	100	94	6
V18	45	着る	きる	H	2	5.17	6.09	3.85	7010	1	A1	98	83	15
V19	35	漕ぐ	こぐ	L	2	4.23	5.25	1.58	38	1	A1	97	97	0
V20	49	壊す	こわす	L	3	4.71	5.66	3.57	3755	2	A2	94	49	45
V21	19	締める	しめる	L	3	4.40	5.50	3.03	1078	1	A1	92	45	47
V22	8	閉める	しめる	H	3	5.03	6.16	3.15	1410	1	A1	95	92	3
V23	23	吸う	すう	H	2	4.89	5.94	3.55	3526	1	A1	99	97	2
V24	39	捨てる	すてる	H	3	5.17	6.22	4.05	11285	1	A1	100	99	1
V25	27	叩く	たたく	L	3	4.63	5.69	2.01	103	1	A1	100	98	2
V26	22	畳む	たたむ	L	3	4.09	4.34	1.82	66	1	A1	94	93	1
V27	4	建てる	たてる	L	3	4.54	5.97	3.90	8033	1	A1	89	80	9
V28	46	食べる	たべる	H	3	5.63	6.56	4.32	20781	1	A1	100	99	1
V29	51	摘む	つむ	L	2	4.51	5.47	2.82	667	1	A1	98	95	3
V30	25	釣る	つる	H	2	5.23	5.84	2.68	474	1	A1	99	59	40
V31	30	跳ぶ	とぶ	H	2	4.94	5.63	2.86	728	1	A1	100	99	1
V32	5	投げる	なげる	H	3	5.34	6.19	3.87	7380	1	A1	94	89	5
V33	34	握る	にぎる	H	3	5.09	5.88	4.07	11640	1	A1	99	49	50
V34	32	脱ぐ	ぬぐ	H	2	5.31	6.22	3.05	1129	1	A1	99	98	1
V35	14	塗る	ぬる	H	2	4.86	5.94	3.31	2055	1	A1	100	99	1
V36	28	飲む	のむ	H	2	5.54	6.34	4.03	10645	1	A1	99	97	2
V37	47	測る	はかる	L	3	4.40	5.75	3.47	2932	1	A1	96	92	4
V38	38	履く	はく	L	2	4.37	5.72	2.67	471	1	A1	98	98	0
V39	53	運ぶ	はこぶ	H	3	4.89	6.31	4.23	17021	1	A1	97	97	0
V40	43	貼る	はる	H	2	4.86	5.69	2.00	99	1	A1	99	98	1
V41	2	引く	ひく	H	2	4.83	6.34	4.07	11623	1	A1	100	59	41
V42	54	弾く	ひく	L	2	4.80	5.72	3.20	1581	1	A1	99	92	7
V43	33	拭く	ふく	L	2	4.69	5.28	1.88	76	1	A1	100	99	1
V44	3	吹く	ふく	L	2	4.74	6.03	3.61	4076	1	A1	99	95	4
V45	41	踏む	ふむ	H	2	4.83	5.91	3.72	5235	1	A1	100	79	21
V46	37	干す	ほす	H	2	4.94	5.84	2.80	625	1	A1	97	96	1
V47	24	掘る	ほる	L	2	4.77	5.81	3.43	2709	1	A1	96	94	2
V48	44	撒く	まく	L	2	3.71	4.75	1.70	50	1	A1	93	72	21
V49	9	回す	まわす	L	3	4.54	5.88	3.84	6903	1	A1	99	50	49
V50	42	磨く	みがく	L	3	4.63	5.69	3.30	2015	1	A1	99	72	27
V51	48	見る	みる	H	2	5.20	6.56	5.18	152418	1	A1	98	96	2
V52	11	焼く	やく	H	2	5.31	6.38	3.67	4678	1	A1	100	97	3
V53	1	読む	よむ	H	2	5.20	6.41	4.43	26611	1	A1	99	83	16
V54	16	割る	わる	L	2	4.51	5.69	3.77	5919	1	A1	100	99	1

脚注 1：Mora：モーラ数、Vimag：文字単語 心像性、FAV：音声文字単語 親密度、Freq：頻度を対数変換（log10）した数値、AoA（獲得年齢）：『新教育基本語彙』（阪本 ,1984）で A1、A2 と分類されたもの（［基本語彙］の欄に記載）を 1,2 の数値に変換したもの。

脚注 2：名称一致＝目標語＋同義表現で、それぞれ健常者 100 名における生起率である。

表 C-3　付録自動詞 14 語の単語属性値と名称一致率

ID	Test SQ	単語	読み	種類	Mora	Vimag	FAV	Freq	頻度	AoA	基本語彙	名称一致	目標語	同義表現
V55	11	歩く	あるく	非能格	3	5.71	6.59	4.24	17487	1	A1	99	99	0
V56	6	落ちる	おちる	非対格	3	4.91	6.16	4.21	16323	1	A1	99	98	1
V57	3	泳ぐ	およぐ	非能格	3	5.66	6.25	3.35	2253	1	A1	100	86	14
V58	13	転ぶ	ころぶ	非対格	3	4.94	6.03	3.00	1010	1	A1	100	97	3
V59	12	沈む	しずむ	非対格	3	4.89	5.81	3.43	2697	1	A1	95	88	7
V60	8	倒れる	たおれる	非対格	4	4.83	5.94	3.96	9106	1	A1	100	99	1
V61	4	飛ぶ	とぶ	非能格	2	5.23	6.47	4.01	10202	1	A1	100	100	0
V62	1	泣く	なく	非能格	2	5.37	6.38	3.72	5237	1	A1	100	100	0
V63	9	鳴る	なる	非対格	2	4.77	5.94	3.44	2775	1	A1	99	98	1
V64	5	走る	はしる	非能格	3	5.54	6.31	4.32	20701	1	A1	100	96	4
V65	14	吠える	ほえる	非能格	3	5.00	5.63	1.38	24	1	A1	100	97	3
V66	2	回る	まわる	非対格	3	4.54	6.00	4.30	19983	1	A1	100	98	2
V67	10	沸く	わく	非対格	2	4.77	5.50	2.76	580	1	A1	97	47	50
V68	7	笑う	わらう	非能格	3	5.71	6.56	3.90	7967	1	A1	99	96	3

脚注 1：Mora：モーラ数、Vimag：文字単語 心像性、FAV：音声文字単語 親密度、Freq：頻度を対数変換（log10）した数値, AoA（獲得年齢）：『新教育基本語彙』（阪本,1984）で A1 と分類されたもの（［基本語彙］の欄に記載）を 1 の数値に変換したもの。

脚注 2：名称一致＝目標語＋同義語で、それぞれ健常者 100 名における生起率である。

表 C–4　キューによる動作呼称・「を」格の名詞 48 語の単語属性値

ＩＤ	Test SQ	単語	読み	Mora	Vimag	FAV	Freq	頻度	AoA	基本語彙
NP1	24	穴	あな	2	6.22	5.31	3.73	5387	1	A1
NP2	4, 49	家	いえ	2	6.63	5.74	4.52	32838	1	A1
NP3	29	稲	いね	2	5.56	5.34	3.05	1113	1	A1
NP4	21	音楽	おんがく	4	6.47	5.66	4.30	19777	1	A1
NP5	10, 36	階段	かいだん	4	6.13	5.77	3.57	3680	2	A2
NP6	43	切手	きって	3	6.53	6.34	3.34	2202	1	A1
NP7	45	着物	きもの	3	6.19	5.34	3.27	1870	1	A1
NP8	13	釘	くぎ	2	5.41	5.47	2.05	112	1	A1
NP9	41	草	くさ	2	6.19	5.66	3.29	1963	1	A1
NP10	28	薬	くすり	2	6.22	5.80	3.99	9715	1	A1
NP11	35	靴	くつ	2	6.25	6.09	3.60	4009	1	A1
NP12	40	ご飯	ごはん	3	6.41	6.00	3.41	2594	1	A1
NP13	39	ごみ	ごみ	2	6.59	6.00	3.88	7522	1	A1
NP14	11, 25	魚	さかな	2	6.34	6.17	3.86	7205	1	A1
NP15	9	皿	さら	2	6.06	5.86	3.27	1855	1	A1
NP16	50	字	じ	1	6.03	5.23	3.72	5203	1	A1
NP17	7	食器	しょっき	3	6.06	5.60	3.27	1858	2	A2
NP18	32	セーター	せーたー	4	6.34	6.17	3.02	1036	2	A2
NP19	47	体温	たいおん	4	6.13	5.14	3.14	1391	3	B1
NP20	27	太鼓	たいこ	3	5.63	5.60	3.14	1382	1	A1
NP21	23	たばこ	たばこ	3	6.56	6.66	3.94	8674	1	A1
NP22	16	卵	たまご	2	6.56	6.40	2.39	244	1	A1
NP23	2	綱	つな	2	5.41	4.74	2.85	703	1	A1
NP24	6	爪	つめ	2	5.84	5.46	2.34	219	1	A1
NP25	12	手	て	1	6.41	6.23	4.71	50737	1	A1
NP26	33	テーブル	てーぶる	4	6.47	6.06	3.48	3023	1	A1
NP27	20	手紙	てがみ	3	6.53	6.11	4.15	14144	1	A1
NP28	48	テレビ	てれび	3	6.75	6.69	4.78	60636	2	A2
NP29	8	ドア	どあ	2	6.50	6.03	3.66	4557	1	A1
NP30	30	跳び箱	とびばこ	4	5.56	5.69	1.76	58	—	—
NP31	53	荷物	にもつ	3	6.19	4.97	3.53	3419	1	A1
NP32	19	ネジ	ねじ	2	6.13	6.11	2.55	356	1	A1
NP33	42	歯	は	1	6.41	6.46	3.56	3659	1	A1
NP34	18, 40	箱	はこ	2	6.16	5.66	3.77	5897	1	A1
NP35	14	バター	ばたー	3	6.53	6.37	3.04	1101	1	A1
NP36	31	花	はな	2	6.56	6.37	4.24	17294	1	A1
NP37	31, 51	ハンカチ	はんかち	4	6.44	6.54	2.91	820	1	A1
NP38	52	ピアノ	ぴあの	3	6.63	6.86	3.74	5447	4	B2
NP39	3	笛	ふえ	2	5.81	5.71	2.99	987	1	A1
NP40	17	ブザー	ぶざー	3	6.31	5.49	2.58	382	—	—
NP41	22, 37	布団	ふとん	3	6.03	5.86	3.20	1599	1	A1
NP42	34	棒	ぼう	2	5.91	5.63	3.35	2259	1	A1
NP43	15	帽子	ぼうし	3	6.09	6.11	3.25	1795	1	A1
NP44	38	ボート	ぼーと	3	6.00	5.86	3.27	1877	4	B2
NP45	5	ボール	ぼーる	3	6.41	6.26	3.72	5261	1	A1
NP46	1	本	ほん	2	6.66	6.20	4.50	31335	1	A1
NP47	44	水	みず	2	6.59	6.54	4.46	29124	1	A1
NP48	26	りんご	りんご	3	6.50	6.89	2.37	233	1	A1

脚注：動作呼称 54 課題の名詞句の名詞 54 語において、重複しているものが 6 単語（家、階段、魚、箱、花、布団）あるため、48 語が対象となった。

表 D-1　健常者 100 名が表出した検査名詞の同義表現

ID	Test SQ	単語	読み	同義表現	小計	計
N1	22	顎	あご	オトガイ	1	2
				下顎	1	
N2	17	足	あし	両足	16	28
				両脚	3	
				下肢	4	
				両下肢	2	
				生足	1	
				はだし	1	
				素足	1	
N3	41	石	いし	石ころ	2	4
				飾り石	1	
				かわらの石	1	
N4	16	兎	うさぎ	白ウサギ	1	1
N5	45	鎌	かま	草刈りがま	1	1
N6	33	髪	かみ	髪の毛	25	40
				ロングヘアー	4	
				黒髪	3	
				後ろ髪	2	
				長い黒髪	2	
				長い髪	2	
				ヘアー	1	
				風になびく髪	1	
N8	53	櫛	くし	たけぐし	1	1
N10	27	顕微鏡	けんびきょう	光学顕微鏡	1	2
				マイクロスコープ	1	
N6	28	米	こめ	稲	8	12
				稲穂	2	
				米粒	1	
				米粒と稲穂	1	
N14	40	財布	さいふ	二つ折り財布	3	4
				長財布	1	
N15	23	自転車	じてんしゃ	ママチャリ	2	2
N16	25	城	しろ	日本の城	1	1
N17	21	扇子	せんす	扇	3	3
N18	19	線路	せんろ	レール	10	10
N19	48	草履	ぞうり	和装草履	2	3
				着物用ぞうり	1	
N20	14	タオル	たおる	タオルかけとタオル	1	3 ※
				フェイスタオルとタオルかけ	1	
				物干しとタオル	1	
N22	3	蝶々	ちょうちょう	蝶	31	59
				ちょう	7	
				チョウ	4	
				アゲハ蝶	12	
				あげは蝶	2	
				アゲハチョウ	1	
				アゲハ	1	
				蝶（アゲハ蝶）	1	
N23	6	チョコレート	ちょこれーと	チョコ	8	11
				板チョコ	3	
N24	38	机	つくえ	学習机	4	7
				学校机	1	
				学校の机	1	
				学校用生徒机	1	
N25	1	手	て	左手	39	40
				てのひら	1	
N28	44	トラック	とらっく	軽トラック	9	17
				軽トラ	6	
				小型トラック	2	
N29	42	ナイフ	ないふ	テーブルナイフ	3	7
				バターナイフ	3	
				ナイフ食器	1	

脚注1. 資料的価値の観点から、書面による健常者調査で得られた回答は、そのままの表記（例：蝶、ちょう、チョウ）で[同義表現]欄に記載した。

脚注2. ※「タオルかけにタオルがある」刺激絵であったため、100 名中 3 名に両物品を呼称する回答がみられた。

表 D-1（続き）

ID	Test SQ	単語	読み	同義表現	小計	計
N30	35	波	なみ	大波	3	8
				津波	2	
				高波	2	
				波頭	1	
N31	9	涙	なみだ	涙目	1	1
N32	30	ネクタイ	ねくたい	赤のネクタイ	1	1
N33	47	ノート	のーと	大学ノート	2	3
				ノート2冊	1	
N34	51	肺	はい	肺臓	1	1
N36	34	バス	ばす	大型バス	1	3
				乗り合いバス	1	
				路線バス	1	
N37	31	バット	ばっと	木製バット	2	2
N38	46	羽	はね	羽毛	1	2
				鳥の羽	1	
N39	20	ビール	びーる	生ビール	7	14
				ジョッキビール	3	
				ビールジョッキ	3	
				コップ（ビール）	1	
N40	50	瓶	びん	ガラス瓶	2	13
				ガラスびん	1	
				ガラスビン3種	1	
				空き瓶	3	
				空きビン	1	
				空瓶	2	
				ボトル	2	
				ビン類	1	
N41	29	筆	ふで	毛筆	3	4
				小筆	1	
N42	11	ヘリコプター	へりこぷたー	ヘリ	1	1
N44	52	ベンチ	べんち	長椅子	1	2
				青いベンチ	1	
N45	39	弁当	べんとう	日の丸弁当	8	9
				弁当箱	1	
N46	7	ポスト	ぽすと	郵便ポスト	15	15
N47	36	窓	まど	ガラス窓	2	3
				サッシ	1	
N48	54	ミシン	みしん	電動ミシン	3	3
N49	10	門	もん	門扉	16	17
				正門	1	
N50	49	山	やま	緑の山	1	3
				夏山	1	
				山頂	1	
N51	43	百合	ゆり	百合の花	2	5
				オニゆり	1	
				白百合	1	
				山百合	1	
N52	37	ライター	らいたー	使い捨てライター	3	3
N53	4	ラジオ	らじお	ラジカセ	4	7
				トランジスタラジオ	2	
				携帯ラジオ	1	
N54	15	ランプ	らんぷ	ランタン	5	6
				らんたん	1	

表 D-2　健常者 100 名が表出した検査動詞の同義表現

ID	Test SQ	動詞	読み	同義表現	動詞句	度数	計
V1	31	上がる	あがる	昇っています	階段を昇っています	18	75
					らせん階段を昇っています	2	
				上っています	階段を上っています	15	
				のぼっています	階段をのぼっています	8	
				登っています	階段を登っています	3	
				昇っている	らせん階段を昇っている	1	
					階段を昇っている	6	
				上っている	階段を上っている	4	
				のぼっている	階段をのぼっている	3	
				登っている	らせん階段を登っている	1	
					階段を登っている	2	
				上ってる	階段を上ってる	2	
				上る	階段を上る	5	
				昇る	階段を昇る	2	
				のぼる	らせん階段をのぼる	1	
					階段をのぼる	2	
V2	18	開ける	あける	開けて	箱を開けて中を見ています	3	17
					箱を開けて中身を見ています	2	
					箱を開けて見ている	1	
					箱を開けて中をみている	1	
					箱を開けて中をのぞいています	2	
					箱を開けて中を確認しています	2	
				あけた	箱をあけたが中身が空っぽでびっくりしている	1	
				取っています	箱のふたを取っています	2	
				とっています	箱のふたをとっています	1	
				取っている	箱のふた取っている	1	
				取って	箱のふたを取って、中身を見ています	1	
V3	7	洗う	あらう	（食器洗いを）している	食器洗いをしている	1	3
				（食器洗いを）しています	食器洗いをしています	1	
				（洗い物を）しています	洗い物をしています	1	
V4	12	合わせる	あわせる	合わせて	両手を合わせて拝んでいる	1	32
					手を合わせてがっしょうする	1	
				拝んでいます	拝んでいます	3	
					両手を合わせて拝んでいます	1	
				（お祈りを）しています	お祈りをしています	3	
				（お祈りを）している	お祈りをしている	1	
				（お願いを）する	お願いをする	1	
				合掌しています	合掌しています	13	
					手を合掌しています	1	
					手を合わせて合掌しています	1	
				合掌している	合掌している	3	
				（合掌を）している	合掌をしている	1	
				合掌する	合掌する	2	

脚注 1：資料的価値の観点から、書面による健常者調査で得られた回答は、そのままの表記（例：上っています、昇っています、登っています、のぼっています）で［同義表現］［動詞句］欄に記載した。

脚注 2：「～をする」（例：食器を洗う→食器洗いをしている）は、厳密には動詞部分は「する」なので、動詞の「同義表現」の欄には、（食器洗いを）のように括弧で記載した。

脚注 3：（手を）「合わせる」を「拝む」、（手紙をポストに）「入れる」や（手紙を）「出す」など、動詞部分だけでは「同義」とはいえないが，刺激絵を描写している動詞は「同義表現」とみなした。

表 D–2（続き）

ID	Test SQ	動詞	読み	同義表現	動詞句	度数	計
V5	20	入れる	いれる	出しています	手紙を出しています	4	57
					郵便物を出しています	2	
					郵便を出しています	2	
				出している	手紙を出している	2	
					ハガキを出している	1	
					大型郵便物を出している	1	
				出す	手紙を出す	1	
					葉書を出す	1	
				投函しています	手紙をポストに投函しています	2	
					手紙を投函しています	11	
					郵便物を投函しています	3	
					書類を投函しています	1	
					ハガキをポストに投函しています	1	
					ポストに投函しています	8	
					投函しています	2	
				投函している	手紙を投函している	3	
					手形を投函している	1	
					郵便物を投函している	2	
					郵便をポストに投函している	1	
					ポストに投函している	1	
				投函しようと	郵便ポストに投函しようとしています	1	
				投函する	手紙を投函する	1	
					郵便物を投函する	1	
					ポストに投函する	3	
				投函しました	ポストに投函しました	1	
V6	36	植える	うえる	植え替えています	花を植え替えています	7	26
					花を土へと植え替えています	1	
					鉢植えを土に植え替えています	1	
				植え変えています	花を植え変えています	2	
				植え替えている	花を植え替えている	6	
				植え替える	花を植え替える	2	
				植え替えしています	花を植えかえしています	1	
				移植しています	花を移植しています	2	
					鉢植えの花を土に移植しています	1	
				（植え替え作業を）している	植え替え作業をしている	1	
				（植え替えを）しています	花を植え替えをしています	1	
				（園芸を）しています	園芸をしています	1	
V7	13	打つ	うつ	打ち付けています	クギを板に打ち付けています	1	9
					クギを打ち付けている	2	
				うちつけています	くぎをうちつけています	1	
				打ち込んでいます	釘を木に打ち込んでいます	1	
					釘を打ち込んでいます	2	
				うちこんでいる	くぎを金槌でうちこんでいる	1	
				叩いています	金槌で叩いています	1	
V8	17	押す	おす	押して	ブザーを押して鳴らしている	1	30
				押し	ボタンを押し音が鳴っています	1	
				鳴らしています	ブザーを鳴らしています	8	
					チャイムを鳴らしています	2	
					警報ブザーを鳴らしています	1	
					呼び鈴を鳴らしています	1	
				鳴らしている	ブザーを鳴らしている	5	
				鳴らしてる	ブザーを鳴らしてる	1	
				鳴らす	ブザーを鳴らす	3	
					チャイムを鳴らす	2	
					ベルを鳴らす	1	
				ならす	ブザーをならす	1	
					ピンポンをならす	1	
				鳴らしました	ブザーを鳴らしました	1	
				鳴らした	ベルを鳴らした	1	

表 D-2（続き）

ID	Test SQ	動詞	読み	同義表現	動詞句	度数	計
V9	52	落とす	おとす	落とした	ハンカチを落としたが気づかない様子です	1	16
					ハンカチを落としたが気づかない	1	
				落ちました	ハンカチが落ちました	2	
					ハンカチがふわりと落ちました	1	
				落ちた	ハンカチが落ちた	1	
				落ちています	ハンカチが落ちています	1	
				落ちくいる	ハンカチが落ちている	1	
				飛ばされています	ハンカナが風で飛ばされています	1	
					風でハンカチが飛ばされています	1	
				とばされています	ハンカチが風にとばされています	1	
				飛ばされている	ハンカチが風で飛ばされている	1	
				飛んでいます	ハンカチが風で飛んでいます	2	
				飛んだ	ハンカチが飛んだ	1	
				舞っています	ハンカチが風に舞っています	1	
V10	10	降りる	おりる	下っている	階段を下っている	1	4
				下っています	階段を下っています	1	
				くだっています	広い階段をくだっています	1	
				駆け降りています	階段を駆け降りています	1	
V11	40	降ろす	おろす	取っています	荷物を取っています	5	27
					箱を取っています	1	
					物を取っています	2	
					本を取っています	1	
					段ボールを取っています	1	
				とっています	箱をとっています	1	
					物をとっています	1	
					荷物をとっています	1	
				取っている	荷物を取っている	1	
					棚のものを取っている	1	
				取る	物を取る	1	
					箱を取る	1	
					荷物を取る	1	
					高い所の物を取る	1	
				とる	箱をとる	2	
				取ります	物を取ります	1	
				とりました	ダンボールをとりました	1	
				取った	段ボールを取った	1	
				取り出しています	荷物を取り出しています	1	
					箱を取り出しています	1	
				取り上げています	ダンボールを取り上げています	1	
V14	15	かぶる	かぶる	かぶり直した	ボウシをかぶり直した	1	2
				かぶり始めている	帽子をかぶり始めている	1	
V15	29	刈る	かる	刈り取っています	稲を刈り取っています	1	36
					稲か麦を刈り取っています	1	
				刈り取る	稲を刈り取る	1	
				かりとる	稲をかりとる	1	
				切っている	稲を切っている	1	
				切ろうと	雑草を切ろうとしている	1	
				（稲刈りを）しています	稲刈りをしています	17	
					稲かりをしています	1	
				（稲刈りを）している	稲刈りをしている	5	
					イネ刈りをしている	1	
				稲刈りしています	稲刈りしています	1	
				（稲刈りを）する	稲刈りをする	2	
				（収穫を）している	稲の収穫をしている	2	
				収穫している	稲を収穫している	1	
V16	21	聞く	きく	聞いて	音楽を聞いて腕を組んで寝ている	1	5
				（レコード鑑賞を）しています	レコード鑑賞をしています	2	
				（音楽鑑賞を）している	音楽鑑賞をしている	1	
				音楽鑑賞しています	音楽鑑賞しています	1	
V17	6	切る	きる	つんでいます※	左手の爪を爪切りでつんでいます	1	6
				（爪切りを）しています	爪切りをしています	2	
				（爪切りを）している	爪切りをしている	2	
				爪切りしている	爪切りしている	1	

脚注：※「爪をつむ」は、岡山以西から北九州で使われる「爪を切る」と同義の表現である。

表 D-2（続き）

ID	Test SQ	動詞	読み	同義表現	動詞句	度数	計
V18	45	着る	きる	着つけています	着物を着付けています	1	15
				きつけています	着物をきつけています	1	
				着つけている	着物を着つけている	1	
				着替えています	着物に着替えています	1	
				付けています	着物をつけています	1	
				羽織っている	羽織っている	1	
				（着付けを）しています	着付けをしています	3	
					着つけをしています	2	
				（着付けを）している	着付けをしている	2	
				着付けしています	着物を着付けしています	1	
				きつけしている	着物をきつけしている	1	
V20	49	壊す	こわす	取り壊しています	家を取り壊しています	3	45
				とりこわしています	家をとりこわしています	1	
				取り壊している	家を取り壊している	1	
				とり壊している	家をとり壊している	1	
				とりこわしている	家をとりこわしている	2	
				取り壊す	家を取り壊す	1	
				（たてこわしを）する	家のたてこわしをする	1	
				解体しています	家を解体しています	20	
					家屋を解体しています	1	
				解体している	家を解体している	5	
				（解体を）しています	家の解体をしています	2	
				（解体を）している	家の解体をしている	1	
					家屋の解体をしている	1	
				解体する	家を解体する	2	
				破壊している	家を破壊している	2	
				解体されています	家が解体されています	1	
V21	8	締める	しめる	回しています	ネジを回しています	20	47
				まわしています	ネジをまわしています	4	
				回している	ネジをねじまわしで回している	1	
					ネジを回している	3	
				まわしている	ネジをまわしている	1	
				回す	ネジを回す	4	
				まわします	ネジをまわします	1	
				とめています	ネジをとめています	5	
					ボルトをとめています	1	
				止めています	ネジを止めています	2	
				留めている	ネジを留めている	1	
				止めようと	ネジで止めようとしています	1	
				締め直しています	釘を締めなおしています	1	
				回して	ネジを回してとめています	1	
				（ねじ回しを）しています	ネジ回しをしています	1	
V22	19	閉める	しめる	閉じています	ドアを閉じています	2	3
				閉じる	ドアを閉じる	1	
V23	23	吸う	すう	ふかしている	煙草をふかしている	1	2
				（喫煙を）しています	喫煙をしています	1	
V24	39	捨てる	すてる	ポイしている	ゴミをポイしている	1	1
V25	27	叩く	たたく	打っています	たいこを打っている	1	2
				演奏している	和太鼓を演奏している	1	
V26	22	畳む	たたむ	あげている	布団をあげている	1	1
V27	4	建てる	たてる	作っています	家を作っています	2	9
				作っている	家の骨組みを作っている	1	
				組み立てています	大工さんが家の木材を組みたてています	1	
				組み立てている	大工が組み立てている	1	
				建築しています	大工さんが家を建築しています	2	
				（大工仕事を）しています	大工仕事をしています	1	
				（家の骨組みを）している	家の骨組みをしている	1	
V28	50	食べる	たべる	（食事を）する	食事をする	1	1
V29	51	摘む	つむ	取って	花を取って、集めています	1	3
				取っている	女の人が花を取っている	1	
				（花摘みを）しています	花摘みをしています	1	

表 D-2（続き）

ID	Test SQ	動詞	読み	同義表現	動詞句	度数	計
V30	25	釣る	つる	釣り上げています	男の人が魚を釣りあげています	5	40
				釣り上げている	男の人が魚を釣り上げている	4	
				釣り上げました	男性が魚を釣り上げました	4	
					つり人が大きな魚をつりあげました	1	
				釣り上げた	魚を釣り上げたところです	1	
				（釣りを）しています	釣りをしています	16	
				（釣りを）している	釣りをしている	3	
				（釣りを）する	釣りをする	2	
				（魚釣りを）しています	魚釣りをしています	3	
				（魚釣りを）している	魚釣りをしている	1	
V31	34	跳ぶ	とぶ	（跳び箱を）している	跳び箱をしている	1	1
V32	5	投げる	なげる	飛ばしている	ボールを飛ばしている	1	5
				（円盤投げを）しています	円盤投げをしています	2	
				（ボール投げを）しています	ボール投げをしています	1	
				遠投しています	遠投しています	1	
V33	30	握る	にぎる	持っています	棒を持っています	12	50
					木の棒を持っています	8	
					枝を持っています	1	
					細く短い木の枝を持っています	1	
				もっています	小枝をもっています	1	
				持っている	棒を持っている	3	
					木の棒を持っている	3	
					木の枝を持っている	1	
				もっている	棒をもっている	1	
				持ってる	棒を持ってる	1	
				もってる	棒をもってる	1	
				持つ	棒を持つ	6	
					木の棒を持つ	1	
				もつ	棒をもつ	1	
					ぼうをもつ	1	
				掴んでいます	棒を掴んでいます	1	
					木の棒を掴んでいます	1	
				つかんでいます	棒をつかんでいます	1	
					木の棒をつかんでいます	1	
				つかんでいる	棒をつかんでいる	1	
				握りしめています	棒を握りしめています	2	
				握りしめる	木の棒を握りしめる	1	
V34	32	脱ぐ	ぬぐ	（着替えを）しています	着替えをしています	1	1
V35	14	塗る	ぬる	付けています	パンにバターを付けています	1	1
V36	28	飲む	のむ	飲み込もうと	粒剤を口に入れ、水で飲みこもうとしています	1	2
				内服しています	内服しています	1	
V37	47	測る	はかる	測定しています	体温を測定しています	1	4
				計測しています	体温を計測しています	2	
				（体温測定を）している	体温測定をしている	1	
V40	44	貼る	はる	つけています	切手をつけています	1	1
V41	2	引く	ひく	引っ張っています	綱を引っ張っています	7	41
					縄を引っ張っています	5	
					ロープを引っ張っています	5	
					つなを引っ張っています	1	
				引っぱっています	ひもを引っぱっています	3	
				引っ張っている	ロープを引っ張っている	1	
				引っぱっている	つなを引っぱっている	1	
					綱を引っぱっている	2	
				ひっぱっている	ひもをひっぱっている	2	
				ひっぱる	ロープをひっぱる	4	
				（綱引きを）しています	綱引きをしています	6	
				（綱引きを）している	綱引きをしている	3	
				（綱引きを）する	綱引きをする	1	
V42	54	弾く	ひく	演奏しています	ピアノを演奏しています	4	7
				演奏している	ピアノを演奏している	2	
				（演奏を）している	ピアノの演奏をしている	1	
V43	33	拭く	ふく	（台拭きを）しています	台拭きをしています	1	1
V44	3	吹く	ふく	演奏しています	楽器を演奏しています	2	4
					和楽器を演奏しています	1	
				演奏している	楽器を演奏している	1	

表 D–2（続き）

ID	Test SQ	動詞	読み	同義表現	動詞句	度数	計
V45	41	踏む	ふむ	踏みつけています	雑草を踏みつけています	4	21
					草を長靴で踏みつけています	1	
				ふみつけています	草をふみつけています	3	
				踏みつけている	草を踏みつけている	3	
				踏みつける	雑草を踏みつける	1	
				ふみつける	草をふみつける	1	
				踏みつけました	草を踏みつけました	2	
				踏みつけられています	草が長靴で踏みつけられています	1	
				踏んづけています	草を踏んづけています	2	
				踏みつぶしている	雑草を踏みつぶしている	1	
				ふみつぶした	長靴をはいた足で、草をふみつぶした	1	
				押しつぶしています	草の上に足で押しつぶしています	1	
V46	37	干す	ほす	お布団干ししています	お布団干ししています	1	1
V47	24	掘る	ほる	すくっている	土をすくっている	1	2
				（穴掘りを）しています	穴掘りをしています	1	
V48	43	撒く	まく	かけています	ホースで水をかけています	3	21
				かける	ホースで水をかける	1	
				（水撒きを）しています	水撒きをしています	3	
					ホースで水まきをしています	5	
				（水まきを）している	水まきをしている	3	
				水まきしている	ホースで水まきしてる	2	
				散水している	散水している	1	
				散水しています	女性が散水しています	1	
				（水やりを）している	女性がホースで水やりをしている	1	
				（水やりを）しています	水やりをしています	1	
V49	9	回す	まわす	（皿回しを）しています	皿回しをしています	30	49
				（皿回しを）している	皿回しをしている	8	
					皿まわしをしているおじさんがいます	1	
				（皿回しを）してる	皿回しをしてる	1	
				（皿回しを）やっています	皿回しをやっています	1	
				（皿回しを）する	皿回しをする	1	
				皿回しする	皿回しする	1	
				（皿回しの芸を）しています	男の人が皿回しの芸をしています	3	
				（皿回しの芸を）する	皿回しの芸をする	1	
				（皿回しの曲芸を）しています	男性が皿回しの曲芸をしています	1	
				（皿回しを）披露しています	皿回しをお祭りで披露しています	1	
V50	42	磨く	みがく	（歯磨きを）しています	歯磨きをしています	9	27
					歯みがきをしています	4	
					はみがきをしています	2	
				（歯磨きを）している	歯磨きをしている	3	
					歯みがきをしている	1	
					はみがきをしている	1	
					ハミガキをしている	1	
				（歯磨きを）する	歯磨きをする	2	
					歯みがきをする	2	
				（歯みがきを）しながら	歯みがきをしながら笑っている	1	
				ハミガキしてる	ハミガキしてる	1	
V51	48	見る	みる	見て	テレビを見て笑っています	1	2
				視聴しています	テレビを視聴しています	1	
V52	11	焼く	やく	焼いて	魚を焼いて煙が出た	1	3
				あぶっています	魚をあぶっています	1	
				網焼きしています	魚を網焼きしています	1	
V53	1	読む	よむ	読みながら	本を読みながら寝ている	1	16
				（読書を）しています	読書をしています	12	
				（読書を）している	読書をしている	2	
				（読書を）する	読書をする	1	
V54	16	割る	わる	割り落とす	卵を割り落とす	1	1

表 E-1　健常者 100 名が表出した動作呼称における「を」格の名詞

ID	Test SQ	単語	動詞句	「を」格の名詞		「を」格の名詞　目標語以外で生起率の高いもの			
				目標語	度数	名詞 1	度数	名詞 2	度数
V1	36	上がる	階段を上がる	階段	93	らせん階段	5		
V2	18	開ける	箱を開ける	箱	62	箱の蓋	30	蓋	2
V4	12	合わせる	手を合わせる	手	55	両手	8		
V5	20	入れる	ポストに手紙を入れる	手紙	54	郵便物	11	ハガキ	10
V6	31	植える	花を植える	花	90				
V7	13	打つ	釘を打つ	釘	99				
V8	17	押す	ブザーを押す	ブザー	50	チャイム	8	ボタン	0
V9	52	落とす	ハンカチを落とす	ハンカチ	85				
V10	10	降りる	階段を降りる	階段	97				
V11	40	降ろす	棚から箱を降ろす	箱	38	荷物	23	段ボール	13
V12	50	書く	字を書く	字	46	文字	24	ひらがな	24
V13	26	数える	りんごを数える	りんご	72	リンゴの数	24		
V14	15	かぶる	帽子をかぶる	帽子	90	緑の帽子	4		
V15	29	刈る	稲を刈る	稲	62	稲穂	4		
V16	21	聞く	音楽を聞く	音楽	60	レコード	32		
V17	6	切る	爪を切る	爪	79	左手のつめ	6		
V18	45	着る	着物を着る	着物	84	和服	2		
V19	35	漕ぐ	ボートを漕ぐ	ボート	89	舟	4		
V20	49	壊す	家を壊す	家	87				
V21	19	締める	ねじを締める	ねじ	91				
V22	8	閉める	ドアを閉める	ドア	88	扉	9		
V23	23	吸う	たばこを吸う	たばこ	99				
V24	39	捨てる	ごみを捨てる	ごみ	84	紙くず	11	紙	2
V25	27	叩く	太鼓を叩く	太鼓	84	和太鼓	13		
V26	22	畳む	布団を畳む	布団	98				
V27	4	建てる	家を建てる	家	83				
V28	46	食べる	ご飯を食べる	ご飯	85	大盛ごはん	9		
V29	51	摘む	花を摘む	花	90	赤い花	3		
V3	7	洗う	食器を洗う	食器	59	茶碗	30		
V30	25	釣る	魚を釣る	魚	71	大きな魚	2		
V31	30	跳ぶ	跳び箱を跳ぶ	跳び箱	97				
V32	5	投げる	ボールを投げる	ボール	90	青いボール	2		
V33	34	握る	棒を握る	棒	65				
V34	32	脱ぐ	セーターを脱ぐ	セーター	47	服	49	上着	1
V35	14	塗る	パンにバターを塗る	バター	94	マーガリン	5		
V36	28	飲む	薬を飲む	薬	68				
V37	47	測る	体温を測る	体温	72	熱	21		
V38	38	履く	靴を履く	靴	100				
V39	53	運ぶ	荷物を運ぶ	荷物	60				
V40	43	貼る	封筒に切手を貼る	切手	98	80 円切手	2		
V41	2	引く	綱を引く	綱	54	ロープ	19	縄	11
V42	54	弾く	ピアノを弾く	ピアノ	97				
V43	33	拭く	テーブルを拭く	テーブル	75	机	17		
V44	3	吹く	笛を吹く	笛	45	横笛	35	尺八※	11
V45	41	踏む	草を踏む	草	86	雑草	10		
V46	37	干す	布団を干す	布団	97				
V47	24	掘る	穴を掘る	穴	49	土	36		
V48	44	撒く	水を撒く	水	81				
V49	9	回す	皿を回す	皿	50				
V50	42	磨く	歯を磨く	歯	72				
V51	48	見る	テレビを見る	テレビ	94				
V52	11	焼く	魚を焼く	魚	94	さんま	6		
V53	1	読む	本を読む	本	84				
V54	16	割る	卵を割る	卵	85	生卵	14		

脚注：※「笛を吹く」刺激絵であり、「尺八」は健常者が表出した意味性錯語（目標語と意味的関連のある語による誤反応）といえる。

62

表 E-2　健常者 100 名の動作呼称における主語と動詞形態の生起率

ID	Test SQ	単語	読み	例文	主語	～ています	～る	～た	～ようとしています
V1	36	上がる	あがる	男の人が階段を上がる	31	31	1	0	0
V2	18	開ける	あける	男の人が箱を開ける	32	61	8	7	1
V3	7	洗う	あらう	（流しで）食器を洗う	*	85	11	0	0
V4	12	合わせる	あわせる	手を合わせる	*	56	9	0	0
V5	20	入れる	いれる	男の人がポストに手紙を入れる	25	34	6	1	1
V6	31	植える	うえる	（シャベルで）花を植える	*	56	11	0	1
V7	13	打つ	うつ	（金槌で）木に釘を打つ	*	80	11	0	0
V8	17	押す	おす	ブザーを押す	*	61	7	2	0
V9	52	落とす	おとす	女の人がハンカチを落とす	64	25	10	56	0
V10	10	降りる	おりる	男の人が階段を降りる	31	86	9	0	0
V11	40	降ろす	おろす	男の人が棚から箱を降ろす	19	61	10	0	0
V12	50	書く	かく	（ペンで）字を書く	*	91	7	0	0
V13	26	数える	かぞえる	男の子がりんごを数える	34	83	13	0	0
V14	15	かぶる	かぶる	女の人が帽子をかぶる	41	63	14	13	0
V15	29	刈る	かる	（鎌で）稲を刈る	*	51	10	0	2
V16	21	聞く	きく	男の人が（ステレオで）音楽を聞く	35	83	12	0	0
V17	6	切る	きる	（爪切りで）爪を切る	*	87	7	0	0
V18	45	着る	きる	女の人が着物を着る	38	73	5	0	5
V19	35	漕ぐ	こぐ	男の人が（オールで）ボートを漕ぐ	34	83	12	0	0
V20	49	壊す	こわす	（ショベルカーで）家を壊す	*	40	9	0	0
V21	19	締める	しめる	（ドライバーで）ネジを締める	*	37	9	0	0
V22	8	閉める	しめる	女の人がドアを閉める	38	61	9	21	0
V23	23	吸う	すう	男の人がたばこを吸う	37	86	11	0	0
V24	39	捨てる	すてる	ごみを捨てる	*	82	13	4	0
V25	27	叩く	たたく	男の人が（ばちで）太鼓を叩く	29	84	13	0	0
V26	22	畳む	たたむ	男の子が布団を畳む	24	79	14	0	0
V27	4	建てる	たてる	大工さんが家を建てる	42	69	11	0	0
V28	46	食べる	たべる	男の子がご飯を食べる	39	94	5	0	0
V29	51	摘む	つむ	女の人が花を摘む	23	83	12	0	0
V30	25	釣る	つる	男の人が（釣竿で）魚を釣る	28	47	12	2	0
V31	30	跳ぶ	とぶ	男の子が跳び箱を跳ぶ	36	83	16	0	0
V32	5	投げる	なげる	男の子がボールを投げる	40	71	11	7	0
V33	34	握る	にぎる	（手で）棒を握る	*	46	5	0	0
V34	32	脱ぐ	ぬぐ	男の人がセーターを脱ぐ	42	72	13	0	14
V35	14	塗る	ぬる	パンに（バターナイフで）バターを塗る	*	88	11	0	0
V36	28	飲む	のむ	男の人が薬を飲む	37	86	9	0	2
V37	47	測る	はかる	女の人が（体温計で）体温を測る	37	79	13	0	0
V38	38	履く	はく	（靴べらで）靴を履く	*	80	12	1	3
V39	53	運ぶ	はこぶ	男の子が荷物を運ぶ	35	83	13	0	0
V40	43	貼る	はる	封筒に切手を貼る	*	79	14	4	1
V41	2	引く	ひく	綱を引く	37	79	13	0	0
V42	54	弾く	ひく	女の人がピアノを弾く	*	55	3	0	0
V43	33	拭く	ふく	男の人が笛を吹く	36	83	12	0	0
V44	3	吹く	ふく	女の人が（布巾で）テーブルを拭く	33	84	15	0	0
V45	41	踏む	ふむ	（長靴で）草を踏む	*	63	11	5	0
V46	37	干す	ほす	女の人が（ベランダに）布団を干す	34	83	13	0	0
V47	24	掘る	ほる	男の人が（スコップで）（地面に）穴を掘る	25	80	14	0	0
V48	44	撒く	まく	女の人が（ホースで）水を撒く	34	62	10	0	0
V49	9	回す	まわす	男の人が（棒で）皿を回す	34	40	10	0	0
V50	42	磨く	みがく	女の人が（歯ブラシで）歯を磨く	21	63	9	0	0
V51	48	見る	みる	女の人がテレビを見る	48	86	6	0	0
V52	11	焼く	やく	（網で）魚を焼く	*	88	9	0	0
V53	1	読む	よむ	女の人が本を読む	46	73	9	0	0
V54	16	割る	わる	卵を割る	*	77	17	5	0

脚注1：［主語］欄の「*」は、刺激絵に動作主の顔が描かれていないもの（54 課題の内、19 課題）を示す。

脚注2：［例文］の欄で（　）を付けたものは、動詞が要求する要素ではない「付加部 adjunct」である。
54 課題の例文で、付加部は道具の「で」句が 22、場所の「で」「に」句が 3 であった。

表 E-3　健常者 100 名の付録・動作呼称における主語と動詞形態の生起率

ID	Test SQ	動詞	読み	例文	主語	～ています	～る	～た	～ようとしています
V55	7	歩く	あるく	男の人が歩く	49	88	11	0	0
V56	4	落ちる	おちる	りんごが落ちる	98	62	15	19	2
V57	2	泳ぐ	およぐ	男の子がプールで泳ぐ	37	76	10	0	0
V58	11	転ぶ	ころぶ	男の子が転ぶ	64	53	11	31	0
V59	10	沈む	しずむ	夕日が沈む	99	61	17	5	5
V60	6	倒れる	たおれる	自転車が倒れる	100	46	13	40	0
V61	9	飛ぶ	とぶ	鳥が飛ぶ	94	91	9	0	0
V62	1	泣く	なく	赤ちゃんが泣く	80	90	10	0	0
V63	13	鳴る	なる	鐘が鳴る	99	90	0	0	0
V64	3	走る	はしる	子どもが走る	46	86	10	0	0
V65	12	吠える	ほえる	犬が吠える	99	85	11	0	0
V66	2	回る	まわる	コマが回る	96	90	7	1	0
V67	10	沸く	わく	お湯が沸く	86	40	6	1	0
V68	5	笑う	わらう	子どもが笑う	54	86	10	0	0

著者紹介

佐藤ひとみ Hitomi Sato, PhD.

2007 年 ロンドン大学（University College London）で博士号取得

現在、浴風会病院リハビリテーション科 言語聴覚士

〈主要論文〉

Do different orthographies share the same mechanisms of reading?: A review of research on and models for Japanese acquired dyslexia. (Aphasiology, 29:10–12, 2015)

Deep dyslexia for kanji and phonological dyslexia for kana: Different manifestations from a common source. (Neurocase, 14:6, 2008)

どのように呼称障害は回復するのか？－トライアングル・モデルの枠組みを用いた失名辞の実験的研究－（神経心理学, 29:2, 2013）

健常成人の呼称機能－年齢・性・単語属性の影響と誤反応パターンの検討－（高次脳機能研究, 33:3, 2013）

〈主要著書〉

『臨床失語症学―言語聴覚士のための理論と実践―』（医学書院, 2001）

「会話分析」（『よくわかる失語症と高次脳機能障害』所収, 永井書店, 2003）

「コミュニケーション行動の理論」（『よくわかる失語症セラピーと認知リハビリテーション』所収, 永井書店, 2008）

〈訳書〉

ライネ, M., マーティン, N. 著『失名辞（アノミア）－失語症モデルの現在と治療の新地平―』（医学書院, 2010）

物品と動作の呼称検査　An Object & Action Naming Test
― その背景・特色と呼称セラピーのための評価 ―

2017 年 12 月 25 日　初版第 1 刷発行

著　者　佐藤ひとみ

発行者　鈴木弘二

発行所　株式会社エスコアール　千葉県木更津市畑沢 2-36-3

電　話　販売　0438-30-3090　FAX　0438-30-3091　編集　0438-30-3092
　　　　URL　http://escor.co.jp

印刷所　株式会社わかば

© Hitomi Sato 2017　ISBN978-4-900851-94-8

落丁・乱丁本はエスコアールにてお取り替えいたします。　内容の一部、または全てを許可無く複製・転載することを禁止します。